CONGRÈS FRANÇAIS DE MÉDECINE

Neuvième Session, 1907

RAPPORT SUR LE TRAITEMENT

DE

L'ULCÈRE SIMPLE DE L'ESTOMAC

PAR

M. G. LINOSSIER (de Vichy)

PROFESSEUR AGRÉGÉ A LA FACULTÉ DE MÉDECINE DE LYON
MEMBRE CORRESPONDANT DE L'ACADÉMIE DE MÉDECINE

MASSON ET Cie, ÉDITEURS

LE TRAITEMENT

DE

L'ULCÈRE SIMPLE DE L'ESTOMAC

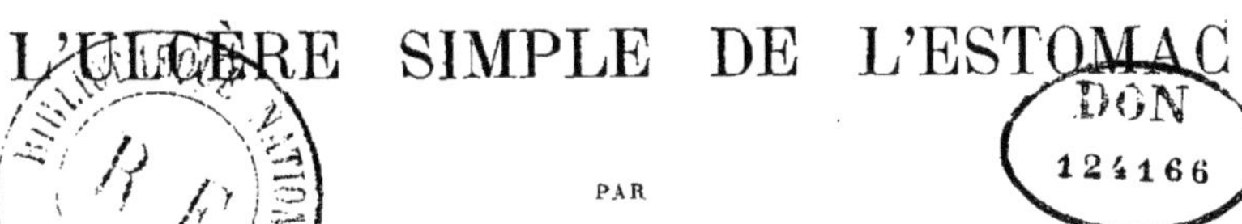

PAR

M. G. LINOSSIER (de Vichy)

PROFESSEUR AGRÉGÉ A LA FACULTÉ DE MÉDECINE DE LYON
MEMBRE CORRESPONDANT DE L'ACADÉMIE DE MÉDECINE

Le rapport que j'ai l'honneur de présenter au Congrès a pour objet le traitement de l'ulcère simple de l'estomac en activité et exempt de complications. M. Castaigne exposera, dans un second rapport, le traitement de l'ulcère chronique et des complications et séquelles de l'ulcère. Je me renfermerai strictement dans le cadre que me trace le titre voté par le Congrès de Liége, c'est-à-dire que je ne ferai allusion à la pathogénie, à l'évolution, aux symptômes, etc., de l'ulcère que dans la mesure nécessaire à la justification de mes conclusions thérapeutiques. Je donnerai au traitement diététique la place qui lui est due : la première, et c'est seulement après en avoir exposé et discuté les diverses méthodes, que je parlerai brièvement du traitement médicamenteux bien moins important. La chirurgie a revendiqué momentanément pour elle le traitement de l'ulcère; il ne semble pas que — en ce qui concerne du moins l'ulcère en activité, exempt de complications dont je parle exclusivement — elle ait justifié les espérances qu'elle avait fait naître, je consacrerai un chapitre aux indications de son intervention. Enfin, comme synthèse des discussions des chapitres précédents, j'exposerai un programme de traitement pour un cas type d'ulcère de l'estomac, et je terminerai en étudiant les résultats immédiats et éloignés du traitement de la maladie de Cruveilhier.

Chemin faisant, j'ai rencontré des questions controversées, et sur lesquelles l'opinion du corps médical est très partagée, celle de la valeur de l'alimentation rectale par exemple. Je m'y suis arrêté un peu longuement, m'efforçant d'extraire du chaos des affirmations contradictoires quelques notions un peu nettes. On m'excusera si elles n'ont pas toujours toute la précision désirable. Le rôle d'un rapporteur n'est pas, me semble-t-il, de dissimuler les obscurités du sujet dont on lui a confié l'étude, mais de les signaler, au contraire, pour provoquer au sein du Congrès les discussions capables de les dissiper.

I. — INDICATIONS THÉRAPEUTIQUES FOURNIES PAR L'ÉTUDE DE LA PATHOGÉNIE.

La pathogénie de l'ulcère simple de l'estomac reste actuellement assez confuse. Ce n'est pas que les théories nous manquent pour en expliquer le développement : nous en avons trop, et l'esprit admet difficilement des causes multiples à un processus qui semble avoir des caractères assez constants.

On a invoqué le *traumatisme*, l'*inflammation*, la *gastrite*, les *troubles circulatoires* au niveau de la muqueuse, ceux-ci pouvant être d'origine artérielle (embolie, thrombose ou spasme) ou d'origine veineuse. Dans le premier cas, la mortification de la muqueuse serait la conséquence de son anémie, dans le second, de sa désorganisation par une hémorragie interstitielle.

Diverses *altérations sanguines* (hypoalcalinité, anémie, hémoglobinémie) ont pu être incriminées. Au cours de ces dernières années, on a fait jouer un rôle prépondérant aux *infections* et aux *intoxications*; dans certains cas, il est impossible de ne pas admettre l'existence d'un *trouble trophique* d'origine nerveuse; enfin la théorie de l'*autodigestion*, plus ou moins en faveur selon les périodes, n'a jamais pu être complètement mise de côté.

Toutes ces théories pathogéniques sont défendables, et chacune d'elles a pu être invoquée avec vraisemblance pour expliquer la production de certaines ulcérations. Elles sont, en général, plus insuffisantes pour rendre compte de leur persistance et de leur extension.

Au point de vue thérapeutique, aucune ne nous fournit d'indications utiles, sauf la dernière. Aussi est-ce la seule sur laquelle j'insisterai quelque peu.

RÔLE DU SUC GASTRIQUE. — On peut considérer le rôle du suc gastrique comme prépondérant dans la production et l'entretien de l'ulcère gastrique; on peut ne lui attribuer qu'une importance secondaire; il est impossible de considérer son intervention comme indifférente.

1° L'ulcère de Cruveilhier ne s'observe normalement que dans l'estomac, la première portion du duodénum et le quart inférieur de l'œsophage, c'est-à-dire dans les points où la muqueuse est, ou peut être en contact avec le suc gastrique. Chez les malades opérés de gastro-entérostomie, on observe de plus des ulcères ayant tous les caractères de l'ulcère de Cruveilhier dans la partie du jéjunum où vient s'écouler le chyme acide de l'estomac; or, il ne s'en produit jamais en ce point en dehors de la gastro-entérostomie, et jamais quand la gastro-entérostomie est pratiquée chez un hypochlorhydrique, pour un cancer gastrique par exemple.

2° L'ulcère gastrique coïncide presque toujours avec l'hyperchlorhydrie et l'hypersécrétion.

Le nombre des cas où ce trouble sécrétoire n'existe pas, et même où il est remplacé par l'hypochlorhydrie, est minime en dépit de quelques statistiques, qui doivent être considérées comme douteuses en raison même de leur caractère exceptionnel. Ce nombre même doit être réduit, si on soumet chaque cas à une critique sévère. En effet :

a) Le diagnostic d'ulcère a pu être porté à tort, et Soupault[1] cite à ce point de vue un exemple caractéristique.

b) L'examen chimique a le plus souvent été pratiqué une seule fois, et à un seul moment de la digestion. Il a donc pu saisir la sécrétion dans une période exceptionnelle de dépression, telle qu'il s'en produit parfois après les hématémèses par exemple, ou avant que l'acidité maximum ait été atteinte dans les cas d'hyperchlorhydrie tardive.

L'hyperchlorhydrie semble donc coïncider d'une manière presque constante avec l'ulcère, et être une condition nécessaire de son développement et de sa persistance : nous savons que les érosions hémorragiques d'Einhorn, qui se produisent en milieu hypochlorhydrique, n'évoluent pas vers l'ulcère simple.

L'excès d'activité du suc gastrique peut-il d'ailleurs être considéré comme le seul facteur du développement de l'ulcère stomacal ? En d'autres termes, devons-nous admettre que l'action digestive du suc gastrique puisse, dans certains cas, devenir assez puissante pour que la muqueuse normale devienne incapable d'y résister ?

C'est une opinion qui a été souvent défendue, notamment par Riegel, Bouveret, etc...., d'après qui les trois phases de l'évolution de l'ulcère seraient les suivantes : hyperchlorhydrie simple, hyperchlorhydrie et hypersécrétion, ulcère. La maladie de Reichmann serait le prologue de la maladie de Cruveilhier.

Expérimentalement, il semble bien que l'on peut ulcérer la muqueuse gastrique par la simple exagération de l'acidité du suc stomacal.

Frouin[2] a constaté que, chez un chien à estomac isolé, on peut laisser l'estomac dix jours sans le vider si le chien est hypochlorhydrique ; mais si, en ajoutant du sel à ses aliments, on le rend hyperchlorhydrique, au bout de quarante-huit heures sa muqueuse est ulcérée, et il se produit par la canule une hémorragie abondante. Dans une autre expérience, le contact prolongé du suc gastrique avec les parois de l'estomac amena la disparition totale de la muqueuse.

---

1. *Traité des maladies de l'estomac*, p. 531.
2. *Comptes rendus de la Société de Biologie*, 1900.

Mais, dans la pratique, nous ne voyons jamais cette digestion de toute la muqueuse, qui devrait être la règle, si toute la pathogénie de l'ulcère simple se résumait en un excès d'activité du suc gastrique.

L'ulcération se produit en réalité exclusivement sur un point déterminé, tout le reste de la muqueuse restant remarquablement indemne, et il nous faut bien admettre l'intervention d'une cause créant sur ce point de l'estomac un *locus minoris resistentiæ*.

Cette cause peut être, semble-t-il, très variable, et on peut, suivant les cas, incriminer toutes celles que j'ai énumérées plus haut.

Nous nous trouverions donc en présence d'une affection nécessitant pour son développement l'intervention de deux facteurs. Le fait n'a rien d'exceptionnel en biologie. L'hémolyse, la bactériolyse, sont le fait d'une alexine banale n'acquérant de propriétés dissolvantes sur le globule ou le bacille que si celui-ci a été modifié par une sensibilisatrice.

Vis-à-vis de la muqueuse stomacale, le suc gastrique agit comme une alexine ; le traumatisme, le trouble circulatoire ou nerveux jouent le rôle de la sensibilisatrice.

L'importance relative des deux facteurs que nous sommes amenés à admettre à l'origine de l'ulcère gastrique est très variable selon les cas.

Chez un hyperchlorhydrique hypersécréteur, dont la muqueuse stomacale baigne constamment dans un liquide d'activité digestive excessive, le moindre trouble qui diminuera, si peu que ce soit, la résistance de cette muqueuse, en provoquera l'autodigestion.

Si le suc gastrique n'est que d'activité normale ou peu supérieure à la normale, il faudra que la résistance naturelle de la muqueuse à l'auto-digestion soit presque abolie pour que l'ulcère puisse se constituer.

Enfin il est des cas où la cause « sensibilisatrice » peut être assez puissante pour provoquer à elle seule la formation de l'ulcération, sans que l'activité du suc gastrique joue aucun rôle. Je n'en veux pour preuve que l'existence de l'ulcère externe de l'estomac décrit par M. Hayem, dans lequel, de toute la paroi stomacale, il ne persiste que la lame de muqueuse baignée par le suc gastrique !

Mais si, dans certains cas, le rôle de l'hyperchlorhydrie et de l'hypersécrétion semble, à l'origine de l'ulcère, nul ou du moins secondaire, il reprend toute son importance, si l'on recherche les causes de la persistance de l'ulcère.

Que la sécrétion chlorhydropepsique ait été ou non exagérée pendant la période préulcéreuse, elle l'est d'une manière constante, quand l'ulcère est constitué, surtout si celui-ci est voisin du pylore. Le rôle de l'ulcère comme facteur d'hyperchlorhydrie et d'hypersécrétion est aujourd'hui bien établi (Hayem, Mathieu, Soupault), et on pourrait, renversant la proposition que j'émettais tout à l'heure, dire que la maladie de Cruveilhier est le prologue habituel de la maladie de Reichmann : L'ulcère crée le trouble sécrétoire qui empêche sa cicatrisation, si bien que, même développé en dehors de toute hyperchlorhydrie,

il est entretenu par l'hyperchlorhydrie qu'il provoque. Dans le traitement d'un ulcère en activité, nous aurons donc à nous préoccuper
toujours de réparer les troubles sécrétoires, ou d'en éviter les effets
fâcheux sur la muqueuse.

Avant d'aborder l'étude des moyens thérapeutiques dont nous dispo-
sons contre l'ulcère simple de l'estomac, il importe de se bien pénétrer
de cette notion que *l'ulcère simple a une tendance naturelle à la guérison*.
La plupart des tentatives faites pour créer des ulcères chroniques chez
les animaux échouent, et l'ulcération se cicatrise malgré les efforts de
l'expérimentateur pour la maintenir en activité. Il s'agit donc moins de
chercher à guérir un ulcère, que de s'efforcer d'écarter les causes qui
contrarient sa guérison naturelle; ces causes sont les mouvements de
l'estomac, l'irritation produite par les aliments, l'action digestive du
suc gastrique.

Par quels moyens réaliser leur suppression, ou du moins leur atténua-
tion? C'est ce que je me propose de rechercher dans ce rapport. Ils sont de
trois ordres : diététiques, médicamenteux, chirurgicaux. Je les étudierai
successivement.

II. — TRAITEMENT DIÉTÉTIQUE

§ 1. — **Cure de repos stomacal**. — Théoriquement, la suppression
absolue de toute activité stomacale, le repos complet de l'organe jusqu'à
cicatrisation complète de l'ulcère, serait le desideratum à poursuivre.
Dans la pratique, les dangers de l'inanition sont un obstacle à cette
réalisation.

Dans son admirable mémoire, Cruveilhier[1] a le premier exprimé
nettement et l'indication du repos absolu, et l'impossibilité de sa réalisation.

« Que ferions-nous, dit-il, si nous avions à traiter à l'extérieur un
ulcère simple, tendant essentiellement à la guérison, et qui ne serait
entretenu que par une irritation purement locale? Rien autre chose que
condamner au repos l'organe malade, et le soustraire à l'action de toutes
les causes locales d'irritation.

« Mais, ajoute-t-il plus loin, si le repos de l'estomac peut et doit être
absolu quant aux médicaments proprement dits, il ne saurait l'être
quant à l'alimentation. Le repos de l'estomac, c'est la diète, c'est le
régime, c'est un choix et une quantité d'aliments qui soient en rapport
avec les instincts de l'estomac, et qui passent pour ainsi dire inaperçus.

« Le régime lacté, voilà le grand moyen de guérison de l'ulcère
simple de l'estomac... »

Cruveilhier, on le voit, ne réalise le repos de l'estomac que dans une

1. *Arch. gén. de méd.*, 1836.

mesure très relative. Ses successeurs devaient aller plus loin, et conseiller la suppression absolue de l'alimentation buccale[1]; ils ne le firent d'abord que dans la conviction de pouvoir alimenter suffisamment l'organisme par une autre voie, voie intestinale ou sous-cutanée, mais nous verrons par la suite de cette étude quel médiocre secours il faut attendre, dans la grande majorité des cas, de l'alimentation extra-gastrique, sauf en ce qui concerne l'absorption de l'eau et des sels. En réalité, la cure de repos stomacal absolu est toujours une cure d'inanition relative, parfois plus dissimulée qu'amendée par l'usage des lavements nutritifs, ou, pour parler plus exactement, une cure de diète hydrique.

Elle le devient tout à fait pour certains cliniciens (Soupault, Pasteur) qui ont, de parti pris, renoncé aux lavements alimentaires, et se contentent, pendant la suppression de l'alimentation buccale, de prescrire des lavements aqueux.

Avant donc de parler d'un traitement qui entraîne une inanition momentanée, il me paraît nécessaire de définir les effets sur l'organisme de cette inanition.

Nous connaissons ces effets par les expériences sur les animaux, et mieux encore par l'observation d'un certain nombre de jeûneurs « professionnels ». Ces jeûneurs étaient en réalité à la diète hydrique, comme le sont les malades soumis à la cure de repos stomacal absolu, auxquels on fournit aisément par la voie intestinale ou sous-cutanée l'eau qui leur est nécessaire; aussi leur étude est-elle, pour nous, particulièrement intéressante.

Dès le début de l'inanition, on observe chez les jeûneurs une forte perte de poids, qui va en s'atténuant peu à peu. Elle fut :

Chez Cetti.	600 gr. par jour pendant 10 jours.			
Breithaupt.	500 gr.	—	— 6 —	
Succi	630 gr.	—	les 10 premiers jours.	
	390 gr.	—	du 10e au 20e jour.	
	290 gr.	—	du 20e au 29e —	

Les deux tiers du poids perdu peuvent être considérés comme de l'eau. Ne tenant pas compte de la réserve de glycogène vite épuisée, nous pouvons admettre que le troisième tiers est constitué par de la graisse et de l'albumine. La quantité de graisse détruite, toujours très supérieure à la quantité d'albumine, reste à peu près constante au cours du jeûne. La quantité d'albumine s'abaisse au contraire rapidement, pour s'élever à nouveau vers l'approche de la mort, quand les réserves de graisse s'épuisent. Nous n'avons pas, dans le cas actuel, à nous préoccuper de cette période ultime, à laquelle on se gardera bien d'atteindre.

---

1. WILLIAMS : *Soc. méd. de Londres*, 1874; DONKIN : *Lancet*, 1890

La diminution progressive de la quantité d'albumine quotidiennement détruite s'explique d'après Voit par l'existence d'une albumine circulante, beaucoup plus facilement destructible que l'albumine constitutive des organes, et dont la provision s'épuise dans les premiers jours du jeûne. Il est plus simple d'admettre que l'adaptation de l'organisme à l'inanition n'est pas immédiate, qu'il se produit les premiers jours un certain gaspillage, et que les combustions ne se restreignent que lentement, quand cesse brusquement l'apport des combustibles.

Cela est si vrai que, quand l'inanition absolue succède à une période d'inanition relative (et cela se produit souvent au cours du traitement de l'ulcère), on peut, dès le premier jour de jeûne, ne trouver dans l'urine que 10 grammes d'urée, correspondant à 30 grammes d'albumine.

Il ne faudrait pas en conclure que le jeûne est mieux supporté par un organisme déjà inanitié. Sans doute l'usure est moindre, mais les réserves sont réduites au minimum. Ce qui est intéressant pour nous, c'est de savoir combien de temps un homme au repos peut résister à l'inanition absolue, et combien de temps on peut l'y laisser sans lui faire courir le moindre danger.

On peut évaluer à six semaines au minimum la durée de la résistance probable, mais il serait à coup sûr fort imprudent d'approcher trop près de cette limite. Laissant de côté les expériences des jeûneurs, je rappellerai seulement que Pasteur a pu maintenir sans inconvénient des ulcéreux à la diète absolue, corrigée par de simples lavements aqueux, pendant trois semaines. Il n'y a donc aucune impossibilité à utiliser pendant quelques jours une telle diète, mais n'y a-t-il pas moyen d'atténuer la dénutrition qui en résulte ? C'est ce qu'il importe de rechercher.

§ 2. — **Correctifs de la cure de repos stomacal ; alimentation extra-gastrique.** — Ne peut-on, en même temps que l'eau, faire pénétrer dans l'organisme, par une autre voie que l'estomac, des substances alimentaires, de manière à réaliser le repos stomacal sans les inconvénients et les dangers de l'inanition ? Ne peut-on du moins réaliser le rêve plus modeste de restreindre cette dernière ?

On a tenté d'y parvenir par quatre voies différentes, et nous aurons à étudier successivement la valeur théorique et pratique des alimentations *sous-cutanée, péritonéale, jéjunale, rectale.*

a) **Alimentation sous-cutanée.** — C'est à Menzel et Perko (1869) qu'il faut, d'après V. Leube, faire remonter les premières tentatives d'alimentation sous-cutanée. On peut citer à côté de ces noms, ceux de Karst (1873), de Krueg (1875), de Witthaker (1876), qui en fit avec succès les premières applications au traitement de l'ulcère gastrique. En 1879, Pick publie sur ce sujet une étude assez étendue. Leube, enfin, en 1893, apporte à la question la contribution d'importantes recherches cliniques et expérimentales [1], que les travaux plus récents ont complétées. Il importe, pour simplifier l'exposé, d'étudier séparément l'absorption sous-cutanée des divers ordres d'aliments.

Eau et sels. — Je n'insiste pas sur l'absorption de l'eau et des sels. On sait qu'elle est très rapide et intégrale, et qu'elle ne provoque aucune douleur, si la concentration moléculaire de la solution injectée est voisine de celle du sérum sanguin.

Matières albuminoïdes. — Les matières albuminoïdes solubles sont bien absorbées par le tissu cellulaire sous-cutané ; mais, au point de vue spécial qui nous intéresse, il ne suffit pas qu'elles soient absorbées, il faut qu'elles soient utilisées. Or, bien loin de l'être, elles agissent sur l'organisme comme des substances toxiques.

Au moment des premiers travaux sur l'alimentation sous-cutanée, encore sous l'influence des idées éloquemment développées par Dumas sur l'antagonisme des animaux et des végétaux, on admettait volontiers que le règne végétal avait, en quelque sorte, le monopole de la synthèse, que les animaux devaient se contenter d'utiliser, presque sans les modifier, les substances élaborées par les végétaux, et que la digestion n'avait d'autre but que de donner à ces substances une forme soluble et diffusible pour leur permettre de franchir la paroi intestinale. L'effraction par un trocart des barrières de l'organisme semblait pouvoir tenir lieu de digestion.

On sait aujourd'hui qu'il n'en est rien. Les matières albuminoïdes des tissus animaux ne sont pas les matières alimentaires légèrement modifiées ; ce sont des substances hautement différenciées que l'organisme animal fabrique par une véritable synthèse avec les produits de la dislocation digestive des aliments. La digestion des albuminoïdes n'a pas pour but unique de leur donner une forme de passage ; elle dissocie leurs masses inutilisables pour l'organisme en fragments multiples, capables de servir de matériaux pour l'élaboration des albumines animales.

Si on injecte sous la peau d'un animal du blanc d'œuf ou un sérum étranger, non seulement l'albumine étrangère ne se fixe pas dans les tissus, non seulement elle s'élimine, en partie du moins, par le rein, mais elle provoque dans le sang des réactions de défense (formation de précipitines), et amène rapidement l'amaigrissement et le dépérissement de l'animal. Il suffit parfois de très faibles doses d'albumine étrangère pour provoquer de l'albuminurie. Je l'ai obtenue avec Lemoine à la suite de l'injection dans le tissu cellulaire du lapin d'un quart de centimètre cube de sérum de cheval, de blanc d'œuf ou de suc de viande. Chiray [2] l'a observée chez l'homme suspect de débilité rénale (Castaigne) après

---

1. *Ueber subkutane Ernährung.* XIIIe Congrès de médecine interne, Munich, 1895 ; et von LEYDEN : *Handbuch des Ernährungstherapie*, 2e édition, 1903.
2. *Thèse de Paris*, 1902.

injection sous-cutanée de 2 centimètres cubes de blanc d'œuf. Cette élimination s'accompagne de lésions du rein.

Les peptones et les albumoses ne sont guère mieux utilisées que les albumines naturelles. Comme elles, elles provoquent de l'albuminurie, de la cylindrurie.

D'après Leube, l'acidalbumine et l'alcalialbumine injectées sous la peau ne provoquent pas d'albuminurie, mais elles sont irritantes pour le tissu sous-cutané, et difficiles à stériliser.

Les bons résultats obtenus par Blum avec le protogène (1896) n'ont pas été confirmés par Leube.

Hydrates de carbone. — Le glucose est facilement résorbé par le tissu cellulaire sous-cutané, et il est bien utilisé par l'organisme, à la condition que la dose n'en soit pas trop forte, et que l'injection ne soit pas trop brusque. Voit a pu introduire jusqu'à 100 grammes de sucre sous la peau, et n'en retrouver dans l'urine que 2 gr. 6. Malheureusement, dans la pratique, ces résultats expérimentaux ne sont pas utilisables. Les solutions de sucre concentrées provoquent des douleurs, de l'inflammation, parfois même de la nécrose de la peau.

Il suffit de l'injection de 100 centimètres cubes d'une solution de glucose à 10 p. 100 pour donner lieu à des douleurs vives et très persistantes. Injecter moins serait illusoire. Mieux vaut renoncer aux solutions sucrées.

Graisses. — Les graisses sont lentement résorbées et utilisées par l'organisme.

Koll[1] (1897) a pu prolonger l'existence de chiens maintenus à l'inanition absolue au moyen d'injections huileuses sous-cutanées. Au moins dans la dernière partie du jeûne, elles ralentissent la destruction de l'albumine.

Leube, qui a beaucoup employé ces injections chez les malades, les a trouvées sans inconvénients quand les doses injectées ne dépassent pas 40 grammes. Il ne se produit ni douleur ni inflammation locale. L'absorption se fait en douze à vingt-quatre heures. La crainte d'embolies pulmonaires est absolument sans fondement. Jacob[2] (1898) est allé plus loin que Leube, et a injecté sans inconvénient jusqu'à 200 et 300 centimètres cubes d'huile. Il en est de même de Du Mesnil (1898).

La quantité de calories fournie à l'organisme par une injection sous-cutanée d'huile peut être assez considérable. Du Mesnil injectait par jour 160 grammes d'huile, soit 1.500 calories. Avec la dose moins exceptionnelle de 50 à 60 grammes, c'est 500 calories que l'on peut, sans grandes difficultés, introduire dans les tissus. C'est une ressource qu'il faut connaître et qu'il serait bon d'utiliser dans un cas où l'on prévoirait la nécessité d'une cure d'inanition stomacale prolongée.

1. *Habilitationschrift*, Wurzburg, 1897.
2. XVIe Congrès allemand de médecine interne, 1898.

En résumé, en dehors de l'eau et des sels, l'alimentation sous-cutanée ne peut fournir d'une manière pratique à l'organisme que des corps gras, c'est-à-dire un aliment hautement thermogène, mais lentement utilisable. A des titres différents, les injections sous-cutanées d'albumine et de sucre sont dangereuses. Il pourrait être utile, et il serait à coup sûr sans inconvénient, d'injecter dès le début du jeûne une certaine quantité de graisse dans le tissu cellulaire des sujets émaciés.

b) **Alimentation péritonéale.** — Je ne fais que signaler la possibilité d'alimenter les malades par la voie péritonéale[1], qui, au point de vue du traitement de l'ulcère, ne paraît présenter aucun intérêt pratique.

c) **Alimentation jéjunale.** — La création d'une fistule jéjunale, et l'introduction des aliments par cette fistule, est le seul procédé qui permette de donner à un sujet, sans utiliser l'estomac, une alimentation suffisante.

Il n'y a aucun doute que l'estomac puisse être fonctionnellement supprimé, sans que la nutrition du sujet en souffre sensiblement si les aliments peuvent être introduits dans les parties supérieures de l'intestin grêle. L'expérience de l'exclusion de l'estomac a été fréquemment réalisée chez les animaux ; chez l'homme, les fistules jéjunales ont été pratiquées avec succès dans des cas de cancer gastrique, et les conditions de l'alimentation restent, dans l'un et l'autre cas, très suffisantes. L'alimentation jéjunale supprime le contact de l'aliment avec les parois gastriques ; si elle ne réalise pas le repos absolu de l'organe, dont l'introduction des aliments dans l'intestin excite la sécrétion (Lecomte), elle le place du moins dans des conditions plus favorables à la cicatrisation de l'ulcère que celles de l'alimentation normale.

Le malheur est que l'alimentation jéjunale n'est réalisable qu'au prix d'une opération sérieuse, et ne constitue momentanément qu'une ressource extrême. Même réduite au rôle de médication d'exception, elle peut rendre des services auxquels on aurait tort de ne pas songer, et sur lesquels je reviendrai, quand je parlerai du traitement chirurgical de l'ulcère.

d) **Alimentation rectale.** — L'alimentation rectale joue actuellement, dans le traitement de l'ulcère gastrique, un rôle considérable. Très vantée par les uns, très décriée par les autres, elle est acceptée par le plus grand nombre, sans que l'opinion soit exactement fixée sur sa valeur. Il me semble indispensable, dans ce rapport, de mettre au point cette question importante, et je ne crois pas inutile de lui consacrer quelques développements.

Le premier problème qui s'impose à notre attention est celui de la valeur nutritive des lavements alimentaires.

---

1. Schmidt et Mayer : *Deutsche Archiv für Klin. Med.*, 1905.

Les très nombreux travaux (j'ai relevé dans la littérature médicale plus de cent mémoires) qui ont été consacrés à la question de l'alimentation rectale, sont au premier abord absolument contradictoires ; mais si, au lieu de jéter simplement un coup d'œil sur leurs conclusions, on se donne la peine de les lire dans leur entier, on s'aperçoit que les contradictions ne sont souvent qu'apparentes, et tiennent uniquement à des conditions d'expérimentation différentes. Efforçons-nous de mettre un peu d'ordre dans ce chaos, et peut-être arriverons-nous à nous créer une conviction, sinon très arrêtée, du moins suffisante pour accepter ou condamner l'usage des lavements alimentaires.

On conçoit tout d'abord que l'on ne peut opposer des expériences dans lesquelles les physiologistes ont isolé le gros intestin, pour étudier ses propriétés digestives et absorbantes, à celles dans lesquelles les cliniciens ont introduit des substances alimentaires dans un intestin ayant gardé ses connexions normales avec le grêle. Les conclusions des secondes sont les seules qui nous intéressent, mais celles des premières nous permettront de les interpréter. Passons-les donc en revue rapidement, en allant du simple au composé, c'est-à-dire en nous occupant d'abord de la digestion et de l'absorption dans le gros intestin *isolé*.

DIGESTION ET ABSORPTION DANS LE GROS INTESTIN ISOLÉ. — Le gros intestin digère-t-il? De nombreux auteurs, parmi lesquels je puis citer Eichhorst[1], V. Leube[2], Czerny et Latschenberger[3], Marckwald[4], Kobert[5], ont tenté de répondre à cette question, soit en exposant les substances alimentaires à l'action du suc intestinal, ou de macérations de muqueuse, soit en les introduisant dans l'intestin par une fistule. On peut conclure de leurs recherches que l'albumine, les graisses et l'amidon cru sont peu ou pas modifiés, que l'amidon cuit seul est digéré dans une faible mesure. En pratique, rien à attendre du gros intestin, qui n'est pas un organe digestif.

Le gros intestin absorbe-t-il? Au moyen de fistules chez l'animal, en utilisant chez l'homme des anus artificiels, on peut constater que l'eau, les sels et les substances cristalloïdes en général, sont facilement absorbés. L'absorption de l'eau est même une fonction normale du gros intestin, qui reçoit de l'intestin grêle un chyme semi-liquide, et n'évacue que des matières solides. L'absorption des cristalloïdes est utilisée constamment dans la pratique des lavements et suppositoires médicamenteux. Les corps non cristallisés, mais diffusibles, sont absorbés à un moindre degré, les substances colloïdes ne le sont à peu près pas.

Parmi les aliments azotés, l'albumine est très peu résorbée (Czerny et

<hr>

1. *Pfluger's Archiv*, 1871.
2. *Arch. f. Klin. Med.*, 1872.
3. *Virchow's Archiv*, 1874.
4. *Ibid.*, 1875.
5. *Deutsche med. Wochensch.*, 1894.

Latschenberger, Marckwald, Kobert); les albumoses le sont davantage (Reach, Plantenga) ainsi que la gélatine (Reach); les peptones le sont assez bien, à la condition de ne pas être trop concentrées, car alors elles deviennent irritantes pour la muqueuse (Marckwald) et l'absorption s'arrête.

L'amidon cru n'est pas absorbé du tout, l'amidon cuit ne l'est que dans la mesure où il subit l'hydrolyse (Kobert), soit de la part des diastases de l'organisme, soit de la part des diastases microbiennes; la dextrine, les sucres le sont facilement.

Les graisses, même émulsionnées, les acides gras, les savons sont très peu absorbés. Hamburger n'a obtenu, chez le chien, une absorption un peu notable qu'avec une émulsion de savon et de lipanine, qui serait trop irritante pour être injectée d'une manière un peu continue dans l'intestin humain.

En résumé, la digestion est, dans le gros intestin isolé, à peu près nulle, et l'absorption, insignifiante pour les substances non digérées, est, pour les substances digérées, toujours inférieure à celle de l'intestin grêle. Elle n'est vraiment notable que pour les substances cristalloïdes et l'eau.

De fait, les expériences de Harley[1], l'observation de Honingmann[2] sur un malade dont tout le gros intestin et 50 centimètres d'intestin grêle étaient exclus, ont démontré qu'à l'état normal l'action digestive et absorbante du gros intestin est inutilisée, sauf pour l'eau, et peut-être dans une mesure très restreinte pour les produits de digestion de l'albumine, d'après Harley.

RÔLE DE L'INTESTIN GRÊLE DANS L'ALIMENTATION RECTALE. — Dans la pratique de l'alimentation rectale, le gros intestin n'est pas isolé; il a gardé ses connexions avec l'intestin grêle, et on peut se demander s'il n'en tire pas aide pour la digestion et l'absorption des lavements, soit que, sous leur influence, les ferments du duodénum soient sécrétés et viennent exercer dans le gros intestin leur action digestive, soit que les lavements franchissent la valvule de Bauhin et se mettent eux-mêmes en rapport avec l'intestin grêle.

Rien ne s'oppose théoriquement à ce que les différentes diastases déversées dans le duodénum produisent leur action hydrolysante jusqu'au niveau du gros intestin, bien que, dans les conditions normales, les phénomènes de digestion proprement dits semblent sans importance au-dessous de la valvule de Bauhin; mais les sécrétions duodénales se produisent-elles au cours de l'alimentation rectale? Nous manquons de documents précis à cet égard. Barbera a seulement constaté la persistance de la sécrétion biliaire. Je dirai plus loin que, sous l'influence des lavements alimentaires, il peut se produire un peu

---

1. *British medic. journ.*, 1899.
2. Réunion des médecins et naturalistes allemands, 1896.

de sécrétion gastrique. Le suc gastrique étant l'excitant spécifique de la
sécrétion du pancréas, l'écoulement d'un peu de suc pancréatique dans
le duodénum est vraisemblable; mais la sécrétion ne me paraît pas
pouvoir en être assez active pour qu'il en parvienne dans le gros
intestin une quantité suffisant à provoquer des phénomènes digestifs
de quelque importance.

La question de la pénétration des lavements alimentaires dans
l'intestin grêle est beaucoup plus intéressante.

Il est hors de doute que la « barrière des apothicaires » est beaucoup
moins infranchissable qu'on ne l'a cru : on peut, d'après Lesage et
Dauriac, la forcer chez tous les sujets, en introduisant dans le gros
intestin une quantité d'eau d'au moins trois litres sous une très faible
pression. Mais un lavement ordinaire peut-il la franchir? Le fait n'est
pas douteux à titre exceptionnel.

Déjà de Graaf cite l'observation de suppositoires rejetés par la
bouche ; le vomissement des lavements a été fréquemment observé :
dans le cas particulier de l'alimentation rectale, Jacobs[1] l'a mis hors
de doute chez un de ses malades par l'addition de noir animal aux
lavements, Briquet[2], par addition de teinture de tournesol, Pic et Barjon[3],
de lycopode. On pourrait supposer que ces vomissements, suivant d'habitude de très près l'administration du clystère, « le temps de réciter un
Pater et un *Ave Maria* » dans le cas de Graaf, huit minutes dans celui de
Pic et Barjon, sont dus à une disposition anatomique spéciale, une
fistule gastro-colique, par exemple ; mais l'autopsie, dans un cas de
Jaccoud, une laparotomie, dans le cas de Pic et Barjon, permirent de
constater qu'il n'existait dans le tube digestif aucune disposition
anormale. On connaît, d'ailleurs, la fréquence relative des vomissements fécaloïdes chez les hystériques en dehors de toute lésion des
voies digestives.

Donc, chez certains sujets, les lavements alimentaires peuvent
pénétrer jusque dans les parties supérieures de l'intestin grêle, et subir
une digestion et une absorption presque normales.

Ces cas exceptionnels ne sont-ils que l'exagération — chez des hystériques le plus souvent — d'un phénomène normal? En d'autres termes,
existe-t-il constamment, à côté des mouvements péristaltiques, auxquels
est due la progression naturelle du bol alimentaire, des mouvements
antipéristaltiques dont le rôle serait de faire remonter dans les parties
supérieures de l'intestin les substances ayant échappé à la digestion ou
à l'absorption?

L'auteur qui a le plus lutté pour en démontrer la réalité et la constance est certainement Grutzner[4]. Introduisant dans le rectum des par-

---

1. *Festschrift. f. Lazarus*, 1899.
2. GILLES DE LA TOURETTE : *Traité de l'hystérie*, p. 361.
3. *Province méd.*, 1897.
4. *Deutsche med. Woch.*, 1894 et 1899 ; *Pflüger's Archiv*, 1898.

ticules facilement reconnaissables, en suspension dans l'eau, il les recherche quelque temps après dans l'estomac, par laparotomie chez l'animal, par un lavage de l'estomac chez l'homme, et les retrouve constamment, surtout si elles ont été délayées dans la solution physiologique de sel marin. Cette dernière constatation parut d'autant plus vraisemblable qu'elle corroborait l'observation de Nothnagel, d'après qui le chlorure de sodium, mis en contact avec la paroi intestinale, a la propriété d'y provoquer des contractions antipéristaltiques.

Les recherches de Grutzner furent répétées par de nombreux auteurs, contredites par les uns (Christomanos[1], Dauber[2], Plantenga[3]), confirmées par les autres (Swiezinski[4], Wendt[5], Blum[6], Hemmeter[7], Reach[8], Loewe[9]). De ces travaux contradictoires, on peut déduire, semble-t-il, que le transport vers les voies digestives supérieures des particules solides introduites dans le rectum existe, mais est moins constant et moins important que ne l'avait pensé Grutzner. Cet auteur n'avait pas pris assez de précautions pour éviter l'introduction accidentelle par la bouche des particules qu'il recherchait dans l'estomac. L'action favorisante du sel est probable, mais n'est pas admise par tous les expérimentateurs.

Nous sommes maintenant armés pour comprendre les contradictions des expériences sur l'utilisation des divers aliments par le gros intestin, dans les conditions ordinaires, c'est-à-dire quand ce gros intestin a conservé avec l'intestin grêle ses connexions normales. Tantôt les substances introduites en lavement ne dépasseront pas la valvule de Bauhin, et, sauf pour l'eau et les cristalloïdes, leur utilisation restera très restreinte; tantôt elles la franchiront, et l'utilisation pourra être bien meilleure. Il faut donc nous attendre à une grande irrégularité dans l'utilisation : cette irrégularité, nous ne l'attribuerons pas, ce qui est trop facile, et dans le cas actuel injuste, à la maladresse des expérimentateurs, nous la considérerons comme étant l'expression de la réalité même.

DIGESTION ET ABSORPTION DES LAVEMENTS ALIMENTAIRES DANS LES CONDITIONS HABITUELLES DU TRAITEMENT DE L'ULCÈRE. — *Méthodes d'étude.* — Pour étudier l'utilisation des lavements alimentaires dans les conditions habituelles de leur emploi, plusieurs méthodes ont été utilisées.

1° Chez un malade soumis à l'alimentation rectale exclusive, on peut

1. *Wiener klin. Rundschau,* 1895.
2. *Deutsch med. Woch.,* 1895.
3. *Thèse de Fribourg,* 1898.
4. *Deutsche med. Woch.,* 1895.
5. *Münch. med. Woch.,* 1896,
6. *XIVe Congrès allemand de méd. int.,* 1896.
7. *Archiv f. Verdauungs Krankheiten,* 1902.
8. *Prager Med. Woch.,* 1902.
9. *Zeitsch. f. Klin. Med.,* 1903.

doser les substances contenues dans les lavements alimentaires, et les substances rejetées avec les selles. La différence donne la mesure de l'absorption.

Cette méthode est passible de plusieurs critiques.

a) Il est difficile de vider complètement un gros intestin. Singer[1] a retrouvé dans les selles des résidus de lavements nutritifs après six jours de lavements évacuateurs. On s'expose donc, soit à compter comme absorbées des substances simplement retenues dans l'intestin après l'usage du lavement nutritif, soit à considérer comme résidu non absorbé du lavement des matières qui étaient déjà dans l'intestin au moment de l'administration de celui-ci. On peut éviter en partie cette cause d'erreur en administrant par la bouche, après les derniers aliments ingérés et avant la reprise de l'alimentation buccale, une substance facilement reconnaissable dans les selles, du charbon par exemple. On commence les lavements alimentaires après expulsion de la première prise de charbon, et on considère comme leur résidu toutes les matières éliminées avant la seconde prise. D'ailleurs, la cause d'erreur est d'autant moins à redouter que la durée de l'expérience est plus longue, et nous aurons, dans cette étude, à ajouter une importance particulière aux observations prolongées.

b) Marckwald et Kobert ont attiré l'attention sur la destruction bactérienne des aliments introduits dans le gros intestin. L'odeur infecte des excréta est un témoin de l'activité de cette destruction contre laquelle aucun des procédés de défense habituels de l'organisme n'entre en jeu. Or, on compte forcément comme absorbées les substances simplement détruites *in situ* par la putréfaction, et on risque de s'exagérer la valeur de l'alimentation rectale. Je dois dire que, d'après les expériences de Boyd et Miss Robertson, cette cause d'erreur n'aurait pas l'importance qu'on lui a attribuée.

2° On peut faire comparativement, avant et pendant l'alimentation rectale, l'étude des échanges, et voir, par exemple, si l'introduction d'aliments par l'intestin est suivie d'une élimination plus active d'azote par l'urine. C'est, en effet, à l'utilisation des matières azotées surtout que l'on a jusqu'à présent appliqué cette méthode ; l'étude des échanges hydrocarbonés, plus difficile et moins précise, n'a guère été utilisée à ma connaissance que par Reach[2]. Ewald[3], dont les recherches sur ce point sont parmi les plus intéressantes, fait justement remarquer qu'il ne faut attribuer d'importance qu'aux expériences dans lesquelles l'alimentation a été *exclusivement* rectale. Il n'y a pas assez de régularité dans l'utilisation des aliments, pour qu'on puisse apprécier exactement l'importance des lavements alimentaires par la différence qu'ils provoquent dans les éliminations d'un sujet soumis d'ailleurs à l'alimenta-

1. *Wiener med. Presse*, 1894.
2. *Arch. f. experim. Path. u. Pharmakol.*, 1902.
3. *Zeitsch. f. Klin. med.*, 1887, et *Arch. für Anat. u. Physiol.*, 1889 (supplément).

tion buccale, si régulière qu'on s'efforce de rendre celle-ci. Il se peut, d'ailleurs, que la persistance de l'alimentation normale change les conditions de l'absorption des lavements, en modifiant soit les mouvements péristaltiques, soit les conditions d'afflux dans le gros intestin des diastases déversées dans l'intestin grêle.

J'ajouterai une objection qui a sa valeur, et qui ne me semble pas avoir attiré l'attention jusqu'ici :

De ce que, après l'administration d'un lavement alimentaire plus ou moins riche en substances azotées, on observe une augmentation de l'azote excrété, il ne me semble pas que l'on puisse rigoureusement conclure à une absorption intestinale d'azote. Il se pourrait qu'elle ne fût que le résultat du travail imposé à l'intestin. Je m'explique.

Après l'ingestion par la bouche de substances albuminoïdes, on observe constamment une augmentation de l'excrétion de l'urée, et ce phénomène a été longtemps attribué à l'hydrolyse immédiate dans l'organisme d'une partie de l'albumine ingérée. Dans d'intéressantes expériences, Riasantzeff [1] a montré qu'il n'en est rien : l'élimination de l'urée est activée uniquement parce que le fonctionnement sécrétoire de l'estomac ne s'effectue qu'au prix d'une dépense d'albumine : cette dépense se produit, même quand on ne fournit aucune albumine à l'organisme, par exemple chez un chien à fistule œsophagienne de Pawlow, après un repas fictif.

N'en serait-il pas de même pour le travail intestinal ? Une des expériences de Riasantzeff semble répondre à cette question par la négative : l'introduction d'une grosse dose d'albumine par une fistule gastrique dans l'estomac d'un chien, à l'insu de l'animal (on sait que, dans ces conditions, il ne se produit aucune sécrétion gastrique), ne provoqua pas d'excès d'excrétion uréique, bien que l'albumine ait été digérée par l'intestin. Mais les conditions de cette expérience sont très différentes de celles de l'alimentation rectale, et on conçoit d'ailleurs difficilement que le travail de la sécrétion gastrique exige une dépense d'albumine considérable, tandis que rien de pareil n'existerait pour les sécrétions intestinales. La question ne me paraît pas tranchée, et, momentanément, l'incertitude où nous restons sur ce point entraîne une certaine indécision des conclusions tirées des augmentations de la quantité d'urée de l'urine après l'usage de lavements alimentaires azotés.

Il m'est impossible, sous peine de donner à cette partie de mon rapport un développement excessif, d'analyser les nombreux travaux publiés sur l'absorption rectale des diverses substances alimentaires ; je me contente d'indiquer les résultats les plus nets.

Aliments azotés. — Puisqu'on ne peut pas compter sur une action digestive du gros intestin, il était indiqué de ne chercher à faire pénétrer par cette voie que des substances toutes digérées : peptones et

1. *Arch. des Sc. biol. de Saint-Pétersbourg*, 1896.

albumoses. Les nombreuses expériences qui ont été poursuivies dans ce sens ont donné des résultats assez satisfaisants, soit qu'elles aient porté sur les peptones (Voit et Bauer[1], Eichorst[2], Catillon[3], Kohlenberger[4], Edsall et Miller[5], Bial[6]), soit qu'elles aient porté sur des aliments hygiéniques industriels, dans lesquels l'albumine est plus ou moins peptonisée [Schmidt (1903), Brandenburg et Hupperlz (1898), Plantenga (1898), etc.].

Malheureusement, quand on examine de près les données numériques des recherches dont les conclusions sont le plus favorables à l'alimentation rectale, on constate que les quantités de substances absorbées sont toujours très inférieures à celles qui seraient nécessaires à l'entretien de l'organisme. Parfois elles sont à peu près insignifiantes, comme dans les expériences de Boyd et Miss Robertson[7] qui, en opérant sur du lait et des œufs traités par les ferments pancréatiques, ne purent faire absorber en six jours que 4 à 15 grammes d'albumine, soit le dixième de la quantité injectée. Cherche-t-on à augmenter celle-ci? on se heurte à l'intolérance rectale. Les peptones provoquent très facilement de la rectite, et, si on cherche à accentuer la concentration des lavements, ou à les multiplier, on est vite obligé d'y renoncer tout à fait.

Pour faire absorber des peptones dans l'intestin, sans irriter celui-ci par le contact d'une solution concentrée de ces corps, Leube[8] eut l'idée, au lieu d'employer des peptones toutes faites, d'en provoquer la formation dans l'intestin même, à l'aide d'une digestion artificielle. On se rapprochait ainsi des conditions ordinaires de l'absorption digestive. Le lavement de Leube consistait en un mélange de 150 à 300 grammes de viande finement hachée avec 50 à 100 grammes de pancréas. Plus tard, Maragliano ajouta au mélange une certaine quantité de bile, pensant réaliser encore mieux les conditions naturelles.

Dumas[9] et Catillon conseillèrent l'addition de pepsine. Cette addition semble peu logique, puisque la réaction du milieu intestinal ne permet pas à ce ferment d'exercer son action. Albert Robin[10], tout en en reconnaissant l'inutilité théorique, est resté toutefois fidèle à son emploi, qui lui donne, dit-il, de bons résultats dans la pratique. Sansom[11] a préconisé un mélange de pepsine et de pancréatine; Stewart[12], l'association de la pepsine et de la takadiastase.

1. *Zeitsch. f. Biol.*, 1869.
2. *Loc. cit.*
3. *Bull. de thérap.*, 1880.
4. *Münch. med. Woch.*, 1896.
5. *Univ. of Pensylv. Med. Bulletin*, 1903.
6. *Arch. f. Verdauungskrankheiten*, 1903.
7. *Scottisch med. a. surg. Journal*, mars 1906.
8. *Arch. f. klin. Med.*, 1872.
9. *Bull. de thérap.*, 1879.
10. *Bull. de thérap.*, 1907.
11. *The Lancet*, 1881.
12. *Thérap. gaz.*, 1901.

Je n'ai pas l'expérience des lavements au pancréas, dont Mayet[1] a beaucoup préconisé l'emploi. Il ne semble pas qu'ils aient réalisé les espérances qu'on avait fondées sur eux. Ils sont difficiles à préparer, très putrescibles, et ne paraissent guère donner des résultats meilleurs que les lavements plus simples. Leube lui-même semble y avoir renoncé, car il a donné dans la suite la formule de lavements alimentaires dans lesquels le pancréas ne figure plus.

Ce qui a encouragé les praticiens à abandonner les lavements de peptones, ou les lavements « autodigestibles », c'est que des recherches plus récentes ont semblé démontrer, contrairement à toutes prévisions, que la plupart des albumines solubles peuvent être absorbées en lavements, sans digestion préalable.

J'ai indiqué plus haut que, dans les expériences effectuées sur le gros intestin isolé, l'absorption des albumines non transformées avait toujours paru très inférieure à celle des peptones. Il n'en serait pas de même dans les conditions habituelles de l'alimentation rectale.

Déjà Sansom, Teissier[2], Müller[3] avaient admis l'absorption rectale des albumines du sang défibriné. Tandis que Catillon, en 1880, n'obtenait que des résultats négatifs de ses tentatives d'alimentation rectale avec l'ovalbumine non peptonisée, dès ses premières expériences de 1887, Ewald avait cru remarquer que le blanc d'œuf, tout en étant inférieur à la peptone, était cependant résorbé d'une manière importante. Quatre ans plus tard, Huber[4] concluait de ses recherches que les œufs émulsionnés peuvent fournir un excellent lavement alimentaire, à la condition d'être additionnés de sel. Cette action favorable du sel était confirmée dans la suite par plusieurs observateurs, et interprétée, ainsi que je l'ai dit plus haut, par Grutzner, qui lui attribue la propriété de provoquer les mouvements antipéristaltiques de l'intestin.

Les opinions sont plus partagée; au sujet de la caséine. Tandis qu'Eichhorst la range parmi les substances directement absorbables par l'intestin, et que Ewald persiste à faire du lait la base de ses lavements nutritifs, Stüve et Zülzer[5], Brandenburg[6], Zehmisch[7] n'obtiennent que des résultats médiocres ou nuls de son emploi.

De la comparaison des expériences effectuées sur les peptones et albumoses et de celles qui ont porté sur les albumines naturelles, une conclusion se dégage immédiatement, c'est que l'absorption des premières obéit à des lois plus régulières : tous les auteurs sont d'accord pour l'admettre.

Celle des albumines naturelles est contestée ; quelques-uns ont cru

1. *Gaz. hebd.*, 1879.
2. *Lyon médical*, 1880.
3. *Deutsche med. Woch.*, 1881.
4. *Deutsche Arch. f. klin. Med.*, 1891.
5. *Berlin klin. Woch.*, 1896.
6. *Deutsche Arch. f. klin. Med.* 1897.
7. *Thèse de Halle*, 1903.

l'observer, d'autres ont échoué. Faut-il admettre que les uns ou les autres ont commis une erreur ? C'est à quoi je ne me résigne que dans
l'impossibilité de trouver une explication meilleure.

Or, ici, l'explication est simple. J'ai dit, en étudiant l'absorption dans
le gros intestin isolé, que les peptones y sont résorbées à l'exclusion
des albumines naturelles. Celles-ci, quand elles le sont à la suite d'un
lavement alimentaire, le sont probablement dans l'intestin grêle à la
faveur d'un transport rétrograde qui leur a fait franchir la valvule de
Bauhin. Or, ce transport rétrograde est, semble-t-il, un phénomène très
inconstant.

De fait, les contradictions n'existent pas seulement entre les expériences des divers auteurs, mais entre les diverses expériences du
même auteur, faites avec la même technique sur des sujets différents :
Ewald, administrant à ses malades des lavements de jaune d'œuf et
de lait, vit la quantité d'albumine absorbée varier de 2 p. 100 à
95 p. 100 de la quantité injectée, c'est-à-dire être alternativement nulle
ou complète.

Cette comparaison aurait comme conséquence la condamnation absolue
des albumines naturelles au profit des albumines artificiellement digérées, si celles-ci n'étaient putrescibles et mal tolérées par l'intestin.

Quelle que soit d'ailleurs la nature de l'albumine offerte à l'absorption
rectale, la quantité absorbée est toujours, sauf quelques cas exceptionnels,
soit par l'intensité de l'absorption, soit par la médiocrité des exigences de
l'organisme, tout à fait insuffisante à réaliser l'équilibre azoté chez un
sujet nourri exclusivement par le rectum. Le seul cas dans lequel Ewald
parvint à le réaliser concernait un malade à échanges très réduits,
qui, avant d'être soumis à l'alimentation rectale, n'ingérait par jour que
5 gr. 48 d'azote. En général, la quantité d'albumine absorbée est inférieure à 20 à 30 gr. par jour. J'ai dit plus haut à quels chiffres infimes
étaient arrivés Boyd et Miss Robertson. Le cas où Ewald obtint l'absorption quotidienne de 14 gr. 4 correspondant à 86 gr. d'albumine,
doit être considéré commme tout à fait exceptionnel.

Destinée des albumines absorbées dans l'intestin. — Le taux de l'absorption est insuffisant à nous donner une mesure de la valeur des lavements
albumineux. Il nous importe sans doute de savoir que de l'albumine
peut être absorbée par voie rectale, mais à une condition, c'est que l'albumine ainsi absorbée soit *assimilable* ou du moins *utilisable* par l'organisme, et qu'elle n'exerce sur lui aucune action nuisible.

Aucune expérience, aucune observation ne nous autorisent actuellement à attribuer aux substances albuminoïdes absorbées par l'intestin
une action toxique comparable à celle que présentent les albumines introduites dans l'organisme par voie sous-cutanée ; s'il est permis de
redouter que le simple passage de ces subtances à travers la barrière
intestinale et le foie ne leur enlève pas entièrement leur nocivité, du
moins faut-il admettre que celle-ci est très réduite. L'est-elle au point

qu'il n'y ait pas lieu de s'en préoccuper ? C'est ce que de nouvelles recherches pourront seules éclaircir.

Que les albumines absorbées par l'intestin soient utilisables, il ne saurait y avoir de doute. Elles ne se retrouvent pas dans l'urine, ou exceptionnellement et à l'état de traces. On y constate, par contre, les produits de leur dédoublement normal. L'injection rectale de nucléines (thymus de veau), par exemple, augmente, comme son ingestion, la proportion de bases puriques éliminées (Mochizuki)[1].

Quant à être assimilables, c'est une autre affaire.

J'ai dit plus haut que nous n'avions plus le droit de considérer la digestion des albuminoïdes comme une simple solubilisation de l'aliment, destinée à faciliter son passage à travers la paroi intestinale. C'est, en réalité, une dislocation de molécules d'une très grande complication en molécules beaucoup plus simples, qui peuvent être considérées comme les matières premières avec lesquelles l'organisme reconstruit par synthèse ses propres albumines.

Les peptones, que l'on a regardées longtemps comme les termes définitifs de la digestion, ne sont qu'un terme intermédiaire d'une hydrolyse plus profonde. Les substances que l'on était habitué à considérer comme des déchets de la digestion pancréatique : tyrosine, tryptophane, cystine, acide glutamique, alanine, leucine, etc., sont, au contraire, avec certains polypeptides, les produits définitifs du travail digestif. La preuve que ces corps sont bien des produits physiologiques, utilisables par l'organisme, a été fournie par les importantes expériences de Lœvy, Abderhalden et Rona, Henriques et Hausen, qui ont entretenu des animaux en équilibre azoté avec des albumines entièrement dédoublées en polypeptides et acides aminés[2].

La démonstration n'est pas absolument faite que l'organisme est incapable de s'assimiler les matières albuminoïdes qui y pénètrent sans avoir subi dans le tube digestif ces transformations profondes, mais c'est extrêmement probable, et nous pouvons très vraisemblablement admettre que de telles substances sont destinées à être éliminées ou brûlées, mais sont hors d'état de réparer l'usure des tissus.

Sont-elles éliminées ou brûlées? M. Chiray, dans son intéressant travail que j'ai déjà eu l'occasion de citer, a montré que de l'albuminurie peut se produire à la suite de lavements concentrés d'albumine ou de peptone; mais la quantité d'albumine éliminée est toujours très minime à côté de la quantité absorbée; il est donc hors de doute que la plus grosse masse disparaît dans l'organisme, et comme, ainsi que je viens de le dire, elle ne peut y être assimilée, il est hors de doute qu'elle y est brûlée : l'augmentation de l'urée après les lavements alimentaires est, sous les réserves exprimées page 150, le témoin de cette destruction.

1. *Arch. f. Verdauungs krankheiten*, 1901.
2. Consulter sur ce sujet le très intéressant article de M. LAMBLING : *Rev. scientifique*, 3 novembre 1906.

Catillon[1] a même constaté, sans en chercher l'interprétation, qu'un lavement de peptone provoque une élimination d'urée plus grande que l'ingestion d'une quantité égale de cette substance. Nous pouvons aujourd'hui l'expliquer par ce fait, que la fraction de la matière albuminoïde, qui était retenue dans l'organisme dans le cas de l'alimentation buccale, se détruit comme le reste, quand l'administration a lieu par le rectum.

Il ne résulte pas de ces critiques que l'alimentation rectale azotée soit inutile, mais qu'elle l'est peut-être en tant qu'alimentation plastique, selon le vieux mot de Liebig.

Elle resterait toujours utile, en tant que productrice d'énergie, au même titre que l'ingestion d'hydrocarbonés et de graisses.

Peut-être l'addition de ferments digestifs aux substances injectées dans le rectum, selon la formule de Leube ou toute autre formule, modifixerait-elle l'assimilabilité? Le fait qui encouragerait des recherches dans cette voie est que l'addition de pancréatine aux lavements de blanc d'œuf empêche l'apparition de l'albuminurie (Chiray).

Peut-être aussi, au lieu de peptones, pourrait-on injecter dans l'intestin le mélange complexe qui résulte de la dislocation des peptones par l'érepsine. L'absorption en serait vraisemblablement plus active, puisque la plupart des composants du mélange sont des substances cristallisables et diffusibles, et l'assimilation en serait peut-être possible; mais aucune recherche n'a été encore faite dans ce sens, et, dans l'état actuel de la science, on ne peut formuler que des probabilités.

En résumé : Les aliments azotés peuvent être résorbés par l'intestin normal, les peptones d'une manière assez régulière, mais en proportion toujours moindre que dans l'intestin grêle, les albumines naturelles avec la plus grande irrégularité. Celles-ci peuvent l'être dans certains cas en quantité aussi grande que les premières, et le sel favorise peut-être leur résorption. Quelle que soit la forme et la quantité des aliments albuminoïdes introduits en lavement, l'équilibre azoté n'est jamais réalisé; la quantité d'albumine quotidiennement absorbée est le plus souvent inférieure à 30 grammes par jour, et il est probable que cette albumine ne joue qu'un rôle thermogène et ne contribue pas à la réparation de l'organisme.

Graisses. — Les recherches relatives à l'absorption des graisses par le gros intestin ont fourni des résultats contradictoires.

J'ai dit plus haut que les expériences faites sur le gros intestin isolé avaient mis hors de doute à la fois l'existence et la médiocrité de cette absorption. Dans les conditions habituelles de l'alimentation rectale, von Leube constate que la muqueuse intestinale s'infiltre de graisse; Munk et Rosenstein[2] voient de la graisse administrée en lavement passer dans une fistule du canal thoracique.

---

1. *Bull. de la Soc. de Thérap.*, 1880.
2. *Virchow's Archiv*, 1881.

La graisse est donc bien réellement absorbée par le gros intestin. Reste à savoir si cette absorption est suffisante pour être utilisable. Il ne le semble guère.

Tandis que Zehmisch[1] ne retrouve dans les selles que 4 gr. 36 de graisse sur les 74,5 qu'il a introduits en deux jours dans l'intestin, que Stüve[2] pense faire résorber quotidiennement 22 grammes de beurre, Edsall et Miller[3] constatent une absorption variable de 6 gr. 5 à 16 grammes par jour; von Aldor[4], Deucher[5], Plantenga[6] n'arrivent pas à des résultats meilleurs. Par une toute autre voie, Baum[7] aboutit à des conclusions aussi peu encourageantes : après injection intra-rectale d'une émulsion d'iodipine, il doit attendre quinze heures en moyenne pour pouvoir déceler dans l'urine la réaction de l'iode; quand la graisse est additionnée de pancréas, selon la formule de Leube, le délai est moindre, mais s'élève encore à quatre heures.

Je conclurai : la graisse est absorbée. L'émulsion préalable semble une condition presque indispensable de son absorption, qui est facilitée aussi par l'addition de pancréas. La quantité absorbée semble rester, dans tous les cas, bien inférieure à celle qu'introduit dans l'organisme une alimentation normale. Il ne semble pas qu'on puisse espérer de cet ordre d'aliments plus de 100 à 200 calories, Toutefois, comme les émulsions graisseuses sont bien tolérées par l'intestin et enlèvent même aux lavements aqueux un peu de leurs propriétés irritantes, on aurait tort de dédaigner le petit secours qu'on peut en tirer pour lutter contre l'inanition.

Hydrates de carbone. — Les expériences d'alimentation artificielle confirment les résultats des expériences physiologiques : l'amidon cru n'est pas résorbé, l'amidon cuit est saccharifié par les amylases microbiennes et peut être un reste d'amylase salivaire ou pancréatique et résorbé en partie; la dextrine et les sucres sont bien absorbés.

Il est assez difficile de mesurer l'intensité de cette absorption. Si on compare les quantités de sucre injectées avec celles qui sont éliminées par les fèces, on constate assez souvent que la disparition a été complète; sans doute une partie du sucre a pu disparaître par suite des fermentations intra-intestinales toujours très actives, mais Boyd et Miss Robertson[8] estiment à 1 p. 100 au maximum, d'après leurs expériences, la quantité de sucre ainsi détruite. La plus grande partie a donc été réellement absorbée.

Théoriquement, on pourrait fournir à l'organisme une ration suffi-

1. *Thèse de Halle*, 1903.
2. *Berl. klin. Woch.*, 1896.
3. *Loc. cit.*
4. *Centralbl. f. innere Med.*, 1898.
5. *Arch. f. klin. Med.*, 1896.
6. *Thèse de Fribourg*, 1898.
7. *Ther. d. Gegenwart*, 1902.
8. *Loc. cit.*

sante en hydrocarbonés, et il ne serait même pas impossible d'obtenir réellement ce résultat dans une expérience d'un jour. Dans la pratique, on se heurte à la difficulté de faire tolérer longtemps des lavements assez irritants, quand leur volume ou leur concentration atteignent certaines limites. Il ne semble pas que l'on puisse dépasser 500 centimètres cubes d'une solution à 20 p. 100, c'est-à-dire 100 grammes de sucre (Leube). Le sucre à employer doit être le glucose pur, beaucoup moins irritant que le glucose commercial. Le sucre de canne est inutilisable par l'organisme, quand il est absorbé sans interversion préalable. La dextrine, très peu irritante, peut être substituée aux sucres.

Alcool. — Tous les auteurs s'accordent à reconnaître que l'alcool est très facilement résorbé dans l'intestin. C'est, au cours d'une période d'inanition momentanée, un aliment thermogène des plus précieux. Il a de plus l'avantage d'activer la résorption des peptones. Son introduction dans les lavements alimentaires serait donc on ne peut mieux justifiée, si l'alcool n'avait un très gros inconvénient : c'est la seule substance qui, injectée dans l'intestin, excite d'une manière effective la sécrétion gastrique. Les recherches de Metzger[1], de Radzikowski[2], de Pekelharing ont mis le fait hors de doute.

Cette excitation est probablement en rapport avec l'élimination active de l'alcool par les parois gastriques, sur laquelle Gréhant a récemment attiré l'attention. Quoi qu'il en soit, dans une cure de repos de l'estomac, il sera prudent de s'abstenir de l'emploi de l'alcool, tandis que, pour lutter contre une inanition d'autre origine, son usage serait parfaitement indiqué.

VALEUR NUTRITIVE DES LAVEMENTS ALIMENTAIRES. — Après avoir étudié isolément les conditions de l'absorption dans l'intestin des divers groupes d'aliments, il nous reste à faire la synthèse des conclusions partielles auxquelles nous avons abouti, et à établir, si possible, ce que l'on est en droit d'attendre, au point de vue de la nutrition, de l'alimentation rectale mixte.

J'ai déjà laissé entrevoir, en signalant les variations individuelles de l'absorption, qu'il est impossible d'aboutir à une formule applicable à tous les cas.

Chez certains sujets, l'absorption est à peu près nulle ; Mathieu et Roux ont constaté que, bien souvent, la perte de poids quotidienne au cours de l'alimentation rectale n'est guère différente de celle que l'on observe dans la diète hydrique absolue.

Chez d'autres, il semble vraiment que les lavements alimentaires peuvent presque suffire aux besoins de l'organisme, et il existe, à ce sujet, dans la science un certain nombre d'observations très frappantes, celle de Daremberg[3], dont la malade fut nourrie quatorze mois exclusivement

1. *Münch med. Woch.*, 1900.
2. *Pfluger's Archiv*, 1901.
3. *Gaz. hebd.*, 1879.

par le rectum ; celle de Catillon[1], qui soutint un malade huit mois par le même procédé; de Meckel (d'après Leube) six mois; de Runge[2] cinquante-neuf jours ; de Smith quarante-cinq jours ; de Jacobs[3] trente-deux et trente-quatre jours ; de Schlesinger[4] vingt et un jours seulement, mais avec augmentation de poids; de Tournier, avec récupération dans les seize derniers jours de la plus grande partie du poids perdu au cours des trois premiers, etc.

Dans la grande majorité des cas, il me paraît impossible de nier que l'alimentation rectale permette l'introduction dans l'organisme d'une certaine dose de substances nutritives, mais il est non moins incontestable que, sauf pour l'eau et les sels, cette introduction, limitée dans la pratique par la nécessité de ne pas irriter l'intestin par des lavements trop fréquents, trop volumineux ou trop concentrés, est presque toujours insuffisante à réaliser l'équilibre nutritif.

Boyd et Miss Robertson[5] ont évalué à 240 calories au minimum, et 655 au maximum, soit 389 en moyenne, l'apport d'énergie que les lavements peuvent fournir quotidiennement à l'organisme. Ce dernier chiffre me paraît correspondre assez bien à la réalité, et je crois que, dans les conditions habituelles de l'alimentation rectale, il est sage de ne pas compter sur plus de 400 calories par jour.

Ce nombre même doit être réduit, car le travail imposé à l'intestin par la pratique des lavements ne peut se faire sans dépense d'énergie, et une partie des calories apportées par eux est utilisée à leur absorption.

Malgré tout, et quelque médiocre que soit le secours apporté à l'organisme inanitié par l'alimentation rectale, il n'y aurait aucune raison valable de ne pas y recourir, si cette alimentation ne présentait d'ailleurs aucun inconvénient.

Mais elle en présente un assez sérieux, dont il importe d'examiner l'importance, c'est de troubler le repos gastrique, but essentiel de la cure. Voyons dans quelle mesure :

a) Au point de vue sécrétoire, Pawlow a constaté que les substances succagogues perdent toute action excitante de la sécrétion gastrique quand on les introduit par voie rectale, et Barbera n'a trouvé dans l'estomac, après des lavements alimentaires, qu'un peu de mucus.

Par contre, j'ai dit plus haut que Metzger, Pekelharing, Radzikowski ont vu que l'alcool conserve, même injecté par voie rectale, son action excito-sécrétoire; mais il ne s'agit que d'un aliment unique qu'il est facile d'exclure des lavements. Schiff, Herzen ont beaucoup insisté sur ce fait que les substances pepsinogènes agissent sur l'estomac, même

1. *Bull. de thérap.*, 1880.
2. *Deutsche Klinik*, 1868.
3. *Festschriftt. f. Lazarus*, 1899.
4. *Wiener kl. Woch.*, 1895.
5. *Loc. cit.*

quand elles sont introduites dans l'intestin, mais elles ne font que charger la muqueuse de pepsine sans provoquer de sécrétion.

Aucune de ces données expérimentales n'est de nature à nous faire redouter une action excito-sécrétrice des lavements alimentaires.

Un certain nombre de cliniciens l'admettent cependant (Bourget, Winternitz, Boyd et Miss Robertson), et récemment Umber[1] a profité de l'occasion d'une gastrostomie pour en fournir la démonstration. Chez le sujet de ses études, un lavement alimentaire de lait, de glucose, d'œuf et de sel provoquait une sécrétion de 5 à 8 centimètres cubes de suc gastrique actif. Faut-il admettre que l'estomac de l'homme sain réagit différemment aux excitations parties du rectum que l'estomac du chien? Cela semble peu probable; ce qui est plus vraisemblable c'est que, chez certains malades (et les ulcéreux sont de ce nombre), l'excitabilité sécrétoire de la muqueuse gastrique est anormalement exaltée. La question appelle de nouvelles expériences.

Pour le moment nous devons, semble-t-il, admettre que les lavements alimentaires *peuvent* provoquer une sécrétion de l'estomac, que rien ne prouve la constance de cette action, et qu'elle paraît, en tous cas, assez faible.

b) Au point de vue moteur, nous ne sommes absolument pas fixés sur les mouvements que l'introduction d'un lavement peut provoquer dans l'estomac. Peut-être s'en produit-il ; en tout cas, ils ne paraissent pouvoir être que peu accentués.

Le trouble apporté par les lavements alimentaires dans la cure de repos stomacal semble donc assez léger; mais, comme le secours qu'ils apportent est aussi très restreint, il s'agit de savoir si leurs avantages dépassent réellement leurs inconvénients.

J'estime que cette question ne saurait être tranchée d'une manière générale. Dans tous les cas où les lavements alimentaires sont difficilement tolérés, rejetés en grande partie, et dans ceux où la persistance des symptômes gastriques, douleurs, vomissements, donne l'impression que le repos stomacal n'est pas réellement acquis, il ne faut pas hésiter à substituer aux lavements alimentaires de simples lavements aqueux.

Pour compenser la médiocre contribution que l'alimentation rectale apportait à la nutrition, il suffira de réduire un peu la durée du jeûne, et l'ulcère se trouvera probablement tout aussi bien d'un repos moins prolongé mais plus absolu.

Par contre, quand les lavements sont très bien tolérés, et quand on a, par la cessation des manifestations douloureuses de l'estomac, l'impression qu'il est dans un état de repos suffisant, il me semble qu'on aurait tort de ne pas profiter des petits bénéfices que l'on peut tirer de l'alimentation rectale.

Il est d'ailleurs une autre considération, dont on ne peut ne pas

1. *Berlin. klin. Woch.*, 1905.

tenir compte, c'est celle de l'action psychique des lavements alimentaires.

Avec eux, le malade se croit nourri, et c'est pour cela qu'il supporte l'inanition. Sauf le premier jour, il n'est pas tourmenté par la sensation de la faim, et celle-ci est calmée comme par enchantement dès après l'introduction de chaque lavement, alors qu'aucune absorption alimentaire n'a pu encore se produire.

Tous les auteurs qui ont pratiqué l'alimentation rectale exclusive insistent sur le bon état psychique de leurs malades. Rien ne rappelle même de très loin les souffrances terribles éprouvées par les malheureux privés de nourriture à la suite d'une catastrophe, par exemple celles qu'a décrites Savigny chez les naufragés de la *Méduse,* au cours d'une inanition qui ne dépassa pas treize jours. C'est que la faim aggrave beaucoup les phénomènes de l'inanition. Bernheim va même jusqu'à prétendre que, dans le plus grand nombre des cas, c'est elle qui tue, bien avant que l'inanition ait accompli son œuvre. L'expression populaire « mourir de faim » serait strictement exacte. De fait, les aliénés, qui n'ont pas la sensation de la faim, résistent très longtemps au jeûne; sous l'empire d'une auto-suggestion, les faquirs de l'Inde supportent facilement trois et quatre semaines d'inanition absolue; Debove, après avoir suggéré à deux hystériques de n'avoir plus faim, put les laisser quinze jours sans aliments, leur état général restant excellent.

Il se pourrait que la plus grande utilité des lavements alimentaires fût de donner au malade l'illusion qu'il est nourri; et j'estime que, dans la plupart des cas, il serait bien difficile de s'en passer; mais je crois qu'il serait fâcheux que le médecin partageât la même illusion.

§ 3. — **Critique de la cure de repos stomacal.** — Les avantages de la cure de repos stomacal, combinée ou non avec l'usage de l'alimentation rectale ou sous-cutanée, sont assez évidents pour n'avoir pas besoin d'être développés ici. Ils le seront plus loin par comparaison, quand j'exposerai les inconvénients des cures de régime. Je ne veux ici que signaler les critiques qu'on peut lui opposer.

La plus importante est celle qui met en doute la réalité du repos réalisé. Si ce repos est une illusion, si la sécrétion gastrique persiste tant soit peu, ne trouvant dans l'estomac d'autre substance digestible que la paroi ulcérée, elle s'attaquera à cette paroi. Or, il n'est pas vraisemblable que, chez tous les sujets au moins, cette sécrétion soit immédiatement et absolument tarie par la suppression de l'alimentation.

Il existe des causes physiologiques de sécrétion que la cure de repos ne peut supprimer, la déglutition de petites quantités de salive, les influences psychiques, si bien mises en évidence par Pawlow, et qui, d'après les expériences d'Umber[1] sur un sujet gastrostomisé, s'exercent chez l'homme comme chez le chien.

1. *Berlin. klin. Woch.,* 1907, no 3.

La déglutition de la salive n'est guère à redouter. La sécrétion en est assez vite tarie, au point que nous aurons à nous préoccuper des accidents consécutifs à cette suppression. Quant à la sécrétion gastrique psychique, son existence est probable, mais il est à supposer qu'elle ne survit pas beaucoup à la suppression de la sensation de la faim. Rappelons-nous toutefois qu'il serait imprudent de laisser la famille du malade prendre son repas auprès de lui, et même de lui donner l'occasion de voir des substances alimentaires.

On a dit que, tant que l'hémorragie persiste, même minime, la sécrétion de l'estomac est entretenue par le sang épanché, aliment que l'on ne peut écarter. Ce n'est pas certain. On sait que, d'après Pawlow, des aliments albuminoïdes introduits par une fistule dans l'estomac d'un chien à son insu ne provoquent aucune sécrétion si la sécrétion psychique n'a pas amorcé cette sécrétion. L'écoulement du sang dans l'estomac ne réalise-t-elle pas l'expérience de Pawlow dans des conditions irréprochables?

J'ai dit plus haut que les lavements alimentaires provoquent une sécrétion qui parait devoir être assez faible, mais dont nous ne pouvons apprécier exactement l'importance.

Enfin il se peut que l'estomac d'un ulcéreux soit atteint d'hypersécrétion permanente et possède la propriété de sécréter en dehors de toute excitation alimentaire.

Je ne veux pas reprendre, à l'occasion d'une question de thérapeutique, le problème si controversé de l'existence d'une hypersécrétion gastrique essentielle. Généralement admise il y a quelques années à la suite des travaux de Reichmann, de Bouveret, de Riegel, elle fut mise en doute par un certain nombre d'auteurs, et notamment en France par Hayem, d'après qui l'hypersécrétion continue est *toujours* consécutive à une sténose pylorique ou duodénale. Au cours des discussions provoquées par le travail de M. Hayem, je m'efforçai d'établir que, si les recherches de ce savant rendaient indubitable le caractère secondaire du plus grand nombre des « maladies de Reichmam », il n'était pas possible de rejeter absolument l'hypothèse d'une hypersécrétion essentielle[1]. Depuis, cette hypothèse a, il faut le reconnaître, perdu beaucoup de terrain, et l'opinion de Hayem a reçu de nombreuses confirmations de Mathieu, de Soupault, etc. Il n'en est pas moins vrai que, s'il n'y a pas, chez les sujets atteints du syndrome de Reichmann, une hypersécrétion essentielle, il existe une sensibilité excessive à toutes les excitations sécrétoires. Il n'y aurait rien d'étonnant donc à ce que, chez de tels malades, la sécrétion gastrique persistât, malgré l'absence d'alimentation buccale, sous la seule influence des causes que j'ai énumérées plus haut.

De fait, Albu[2], Strauss[3] ont vu persister la sécrétion au cours de l'ali-

1. *Semaine méd.*, février 1898.
2. *Berlin. klin. Woch.*, n° 41, 1903.
3. *Mitteilungen aus der Grenzgebieten der Med. u. Chir.*, t. XII.

mentation rectale exclusive et de l'inanition complète; mais une expérience très intéressante de Tournier[1] nous montre que la persistance de la sécrétion n'est que momentanée, et que, si le jeûne est prolongé un temps suffisant, elle finit par disparaître. Il s'agit d'une malade, dont l'estomac fut exploré le matin à jeun à diverses périodes de la cure de repos. Le tableau suivant résume le résultat des explorations :

	Qantité de liquide extraite	Acidité	HCl libre
1er jour.	300 c. c.	3,65 p. 1000	3 p. 1000
7e —	300 —	2,94 —	2 —
14e —	30 —	1,8 —	2 —
21e —	0 —	0 —	0 —

Cette disparition graduelle est plus démonstrative de la valeur de la cure de repos que ne serait une disparition brusque de la sécrétion. Cette dernière pourrait n'être que la conséquence de la suppression de toute excitation sécrétrice; la première montre qu'il se fait dans la muqueuse, sous l'influence du repos continu, un travail progressif de réparation.

La certitude d'une amélioration par la persistance du repos stomacal nous autorise-t-elle à laisser pendant quelques jours les parois stomacales au contact d'un suc gastrique actif, sans chercher à neutraliser ce dernier par des aliments appropriés? Sans doute! du moment que la suppression des douleurs, des hémorragies des vomissements nous montre que l'estomac supporte très bien ce contact, et du moment surtout que nous pouvons espérer de ce repos la disparition de la sécrétion anormale.

Je n'ai parlé jusqu'ici que du repos de l'estomac au point de vue sécréteur. Au point de vue moteur, il se peut qu'il ne soit pas réalisé d'une manière absolue. Il se peut que les mouvements péristaltiques provoqués par les lavements alimentaires aient quelques irradiations vers l'estomac; il n'est pas moins incontestable qu'il n'y a aucune comparaison, au point de vue des fonctions motrices, entre un estomac toujours vide et un estomac que l'on distend périodiquement par des aliments, et qui doit se contracter pour les éliminer. Un des plus merveilleux résultats de la cure de repos absolu de l'estomac est précisément la rétraction progressive des estomacs dilatés. Dans la pensée que le suc gastrique est, pour l'ulcère de l'estomac, l'agent nocif, on a un peu trop exclusivement porté, je crois, l'attention sur la suspension des phénomènes sécréteurs. La suspension des phénomènes moteurs est, j'en suis persuadé, le résultat le plus précieux que nous devons en attendre.

Parmi les critiques qui ont été adressées à la cure de repos absolu au cours de ces dernières années, une des plus graves est celle qui vise l'amaigrissement et l'affaiblissement.

Cet amaigrissement est très variable. On peut l'estimer en moyenne

1. Gros : *Thèse de Lyon*, 1897.

à 400 grammes par jour. Si, dans certains cas heureux, l'usage de l'alimentation extra-buccale a permis de tenir pendant de longs jours les sujets en équilibre de poids, il est plus fréquent de ne constater, ainsi que l'ont fait remarquer Mathieu et Roux, qu'un effet inappréciable de cette alimentation. Parfois, la perte de poids est si rapide qu'elle impose la suspension du traitement. Quand elle reste dans les limites normales, elle n'a rien qui puisse préoccuper : dès que l'alimentation est reprise, le malade reconquiert vite et au delà son poids antérieur.

Certains amaigrissements partiels doivent attirer particulièrement notre attention.

Il en est ainsi de celui de l'estomac. D'après Chossat, c'est un des organes qui perdent le plus de poids au cours de l'inanition : les trois quarts dans une expérience poussée jusqu'à la mort. Dans l'inanition thérapeutique, on n'atteint pas ces chiffres extrêmes, mais il faut ne pas oublier que le muscle amaigri a pu perdre de sa tonicité et qu'il se laissera facilement distendre si, à la reprise de l'alimentation, on commet la moindre imprudence[1].

L'amaigrissement du cœur peut expliquer l'abaissement de la pression sanguine, le collapsus cardiaque, les syncopes parfois, qui imposent la suspension de la cure.

Le système nerveux semble remarquablement épargné par l'inanition, puisque, d'après Chossat, il n'a pas perdu au moment de la mort plus de 1 p. 100 de son poids, et cependant les troubles nerveux sont parmi les plus accentués de la cure de repos stomacal.

Tous ces troubles, de même que la dépression générale, ne sont jamais que passagers. Ils se dissipent à la reprise de l'alimentation. Sans doute, à ce moment, il faut que le malade guérisse de son traitement, mais cette guérison n'est qu'une affaire de quelques jours et je n'y vois pas une objection grave à la cure de repos.

Un autre accident assez exceptionnel de la suppression de l'alimentation buccale est la parotidite, signalée par Robin, Reichmann. La disparition de la sécrétion salivaire explique l'invasion facile du canal de Sténon par les microbes de la bouche. Des lavages fréquents avec de l'eau boriquée suffiront à le prévenir.

On a fait enfin à la cure de repos stomacal une critique toute théorique. L'anémie étant une cause d'ulcère, n'a-t-on pas lieu de craindre que, chez les malades affaiblis par le jeûne, la cicatrisation de la plaie gastrique soit retardée ? On pourrait se contenter de répondre que les bons effets de la cure de repos stomacal absolu sur la cicatrisation de l'ulcère sont de nature à nous faire mettre en doute la valeur pratique de l'objection. Même au point de vue théorique, elle repose sur un malentendu. Sans doute les expériences de Quincke et Daetwyller, de Silbermann ont établi que l'anémie retarde la cicatrisation de l'ulcère,

1. Mathieu et Roux : *L'inanition chez les dyspeptiques*, p. 38.

mais les inanitiés ne sont pas des anémiques, et tous les auteurs qui ont étudié les effets du jeûne sont d'accord sur ce point que la composition du sang n'est pas modifiée par lui (Hayem, Senator, Luciani, Mathieu et Roux, etc.).

§ 4. — **Cure d'alimentation.** — La cure de repos stomacal absolu est essentiellement une cure momentanée, à laquelle doit succéder une cure de régime rationnelle.

Pour ceux qui estiment que les inconvénients du repos stomacal dépassent ses avantages, cette cure de régime ne doit pas suivre la cure de repos, mais lui être substituée, et débuter par conséquent dès le premier jour du traitement.

Dans l'un et l'autre cas, les principes qui nous guident dans le choix des aliments restent les mêmes, et je dois les étudier.

L'alimentation d'un malade atteint d'ulcère de l'estomac doit réaliser les quatre conditions suivantes :

1° Ne produire par elle-même aucune irritation des parois gastriques, c'est-à-dire être liquide ou pâteuse, ni trop chaude, ni trop froide ;

2° Séjourner le moins longtemps possible dans l'estomac, ce qui fournit une seconde fois l'indication des aliments liquides ou pâteux ;

3° Exciter au minimum la sécrétion gastrique ;

4° Soustraire, si possible, les parois de l'ulcère à l'action digestive du suc gastrique.

Ces deux dernières conditions sont difficiles à réaliser simultanément, car elles sont, dans une certaine mesure, exclusives l'une de l'autre. Les aliments qui ont la propriété de fixer sur eux-mêmes la pepsine et l'acide chlorhydrique du suc gastrique, et par conséquent de soustraire l'ulcère à leur action, sont les matières albuminoïdes, et ces matières albuminoïdes sont précisément les excitants spécifiques de la sécrétion gastrique. C'est sous leur influence que cette sécrétion est la plus abondante et la plus active.

Dès lors le problème qui se pose est de savoir ce qui est le plus utile pour le malade, de réduire la sécrétion gastrique au minimum, ou de ne rien faire pour la réduire, mais de la neutraliser dans une certaine mesure par des aliments bien choisis.

La question n'est pas nouvelle. Elle s'est posée, dès les premières études sur le chimisme gastrique, à l'occasion du régime de l'hyperchlorhydrie.

Il y a une quinzaine d'années déjà, une discussion très instructive s'éleva à ce sujet, à la Société de thérapeutique, entre Dujardin-Beaumetz et Huchard. Le premier pensait procurer par le régime végétarien le maximum de repos à l'estomac : Les substances albuminoïdes, et en particulier la viande, disait-il, sont les excitants les plus actifs de la sécrétion gastrique : c'est un contre-sens d'en gaver des estomacs déjà trop excités. — Les albuminoïdes, répondait Huchard, sont les seuls aliments que les hyperchlorhydriques digèrent facilement, les seuls dont l'ingestion calme leurs crises douloureuses : c'est un contre-sens de les éliminer, pour les remplacer par des substances moins digestibles, dont le séjour prolongé dans l'estomac est une cause de malaises et d'irritation.

Les deux mêmes arguments se retrouvent aujourd'hui sous la plume de Lenhartz et de Senator. Le premier conseille une nourriture très riche en albuminoïdes, dans la pensée que ceux-ci satureront dans une certaine mesure le suc gastrique sécrété, et diminueront son action irritante sur les parois de l'ulcère. Le second conseille une alimentation pauvre en albumine et riche en graisse, dans le but de réduire au strict minimum la sécrétion.

Dans quel sens l'observation clinique tranche-t-elle ce débat théorique? S'il s'agit de l'effet immédiat de l'un et de l'autre régime alimentaire, la réponse n'est pas douteuse. Les ulcéreux éprouvent un soulagement bien plus accentué d'un régime riche en albumine, et cela est parfaitement compréhensible : la quantité d'acide chlorhydrique sécrété sous l'influence de ce régime est en effet particulièrement élevée, mais cet acide, au fur et à mesure qu'il apparaît dans l'estomac, se combine à l'excès d'albumine pour former des combinaisons chlorhydro-albumineuses bien moins irritantes pour les parois gastriques que l'acide chlorhydrique libre. Avec un régime pauvre en albumine, la quantité totale d'acide chlorhydrique sécrétée est moindre, mais cet acide reste libre, et, comme tel, très irritant.

La conclusion s'imposerait donc en faveur du régime albuminoïde, si l'on n'avait l'obligation de prévoir l'effet éloigné d'un tel régime. Est-il bon de maintenir constamment dans un état d'excitation maximum une muqueuse déjà trop excitée, et ne s'expose-t-on pas à payer cher dans l'avenir un soulagement momentané?

Il est incontestable que l'usage habituel d'une alimentation très azotée tend à constituer et à maintenir l'hyperchlorhydrie.

Verhaeghen[1], examinant les sécrétions gastriques d'un certain nombre de sujets sains, en a trouvé la teneur en acide chlorhydrique d'autant plus élevée que le régime ordinaire du sujet était plus chargé en viande; Hemmeter[2] ayant nourri deux chiens de la même portée, l'un avec de la viande, l'autre avec un régime mixte dans lequel dominaient les hydrocarbonés et la graisse, a constaté que l'acidité moyenne du suc gastrique s'élevait, chez le premier à 6,5 p. 1000, et chez le second à 3,5 p. 1000 seulement.

Mais il s'agit là de cas dans lesquels le régime excitant a été longtemps maintenu. Quelques jours de régime albuminoïde ne sauraient avoir une action très prolongée sur la sécrétion. Les expériences d'Arthur Meyer[3] l'ont directement démontré. Aussi ne doit-on pas condamner

1. *La Cellule*, t. XIV, 1898.
2. *Archiv für Verdauungskrankheiten*, 1900.
3. *Archiv für Verdauungskrankheiten*, 1900.

absolument le régime albuminoïde, qui seul, dans certains cas, pourra calmer la douleur, les vomissements des malades, mais il faut le considérer comme un régime d'urgence, et revenir à un régime plus riche en hydrates de carbone et en graisses dès que les symptômes le permettront.

Les aliments ternaires ont en effet une action dépressive très nette sur la sécrétion gastrique. Cette action a été étudiée pour les hydrates de carbone par Aldor[1], mais elle est surtout remarquable pour les graisses.

Déjà Ewald et Boas, Penzoldt avaient fait l'observation que le lait, la crème ajoutés à un repas d'épreuve diminuent la quantité d'acide chlorhydrique sécrétée, quand, dans le laboratoire de Pawlow, Lubassow[2] et Wolkowitch[3] établirent par des recherches méthodiques la constance de l'action dépressive des graisses sur la sécrétion gastrique du chien. Akimow Peretz[4], Bachmann[5], plus tard Strauss[6], Wirchubsky[7], Buch[8], Ballin[9], Wirschillo[10] et bien d'autres étendirent ces recherches à la sécrétion gastrique de l'homme, et en confirmèrent les résultats.

Il ressort des expériences de ces divers auteurs que non seulement les corps gras diminuent la quantité de suc gastrique sécrétée et la teneur de ce suc en acide chlorhydrique, pendant la digestion du repas auquel ils sont incorporés, mais que l'usage habituel d'une alimentation grasse réalise une réduction progressive de la sécrétion gastrique des hyperchlorhydriques, et constitue ainsi un traitement de l'hyperchlorhydrie.

Il semble donc très logique de prescrire avec Senator aux ulcéreux un régime gras. Malheureusement ce n'est pas toujours réalisable. Quand on veut, comme Conheim l'a indiqué, dans le but surtout de faire tomber le spasme pylorique, et de faire sur la muqueuse un pansement adoucissant, imposer aux ulcéreux l'usage d'huile en nature, on provoque facilement des phénomènes d'indigestion, des vomissements, des douleurs.

Il faut ne donner la graisse que sous la forme d'émulsion très fine, huile émulsionnée avec le bicarbonate de soude (Krauss), et mieux encore émulsions naturelles telles que lait gras, crème, jaune d'œuf, lait d'amandes ; le beurre frais, conseillé par Senator, est déjà d'une digestion plus difficile. Il faut en fixer très prudemment la dose, ne l'élever que

1. *Zeitsch. f. klin. Med.*, 1900, n° 3 et 4.
2. *Wratch*, 1896, n° 2, et *Archives des sciences biologiques*, 1897.
3, *Wratch*, 1898, n° 16.
4. *Wratch*, 1897, n° 13, et 1898, n° 4.
5. *Zeitsch. f. klin. Med*, t. XL, n°s 3 et 4.
6. *Therapie der gegenwart*, septembre, 1900.
7. *Journal de l'hôpital Botkine*, 1900, n° 25.
8. *Zeitsch. für diätet. u. physik. Therapie*, t. IV, n° 3 et 4.
9. *Thèse de Berlin*, 1899.
10. *Wratch*, 1900.

progressivement si le régime est bien supporté, savoir la réduire s'il se produit des phénomènes d'intolérance, savoir au besoin y associer momentanément des substances albumineuses, œufs, lait, si les douleurs persistent.

Sans insister davantage, on voit qu'il est difficile de proclamer la supériorité de l'alimentation à prédominance albuminoïde ou à prédominance ternaire. En principe, la dernière est supérieure, et c'est à elle qu'il faut tendre, mais à la condition qu'elle soit très bien tolérée. Sinon, il faut se résigner momentanément à revenir à une alimentation plus azotée, moins sédative de la sécrétion, mais plus sédative des douleurs.

Les régimes conseillés dans le traitement de l'ulcère simple de l'estomac constituent trois types : le régime mixte, le régime albuminoïde, le régime gras.

Régime mixte (Cruveilhier). — Un régime éclectique avait été réalisé par Cruveilher avec le lait, et le régime lacté reste encore le régime qui répond le mieux à toutes les indications.

C'est un aliment albuminoïde et, comme tel, un de ceux qui réalisent dans la mesure la plus large la fixation de l'acide chlorhydrique libre, grâce à l'état de division extrême dans lequel se trouve la caséine, et c'est de tous les aliments albuminoïdes celui qui excite le moins vivement la sécrétion gastrique.

La modération de l'excitation sécrétrice provoquée par le lait est logiquement attribuée à l'action frénatrice du lactose et surtout de la crème, mais il se peut qu'elle soit attribuable dans une certaine mesure à la constitution chimique même de la caséine. La caséine n'a besoin pour être digérée ni de l'action de la pepsine, ni même de celle du suc pancréatique ; seule des albumines naturelles, elle est directement attaquable par l'érepsine de Conheim : il est donc très possible qu'elle ne provoque que très médiocrement une sécrétion dont elle n'a pas besoin.

L'inconvénient bien connu du lait est que, pris en grande quantité, il se concrète dans l'estomac en un coagulum volumineux, pour lequel le pylore reste infranchissable, tant qu'il n'est pas dissocié par la digestion. Or, cette dissociation peut être longue et laborieuse. Le moyen d'éviter cet inconvénient est classique : il consiste à prendre le lait très lentement, par cuillerées, en laissant entre chaque prise un intervalle de temps suffisant pour qu'il se forme, non un coagulum unique, mais une multitude de caillots partiels. On pourrait encore tenter d'ajouter au lait deux grammes par litre de citrate de soude, en présence duquel la coagulation ne se produit pas (Gaucher).

Un autre inconvénient est la distension que peut provoquer l'ingestion de plusieurs litres de liquide. Il faut se rappeler que la plupart des ulcéreux ont un pylore difficilement franchissable, soit par suite d'un rétrécissement anatomique, soit qu'il soit le siège d'un simple spasme. Il faut songer en outre, si le régime lacté succède à une cure de repos absolu, que l'estomac est un des organes qui diminuent le plus de poids au cours du jeûne (Chossat), que ses parois musculaires sont très amaigries et probablement capables de se laisser distendre sous la moindre pression (Mathieu et Roux). Ces considérations imposent au médecin de ne pas se contenter de prescrire le régime lacté sans en surveiller les effets. Il faut user les premiers jours de doses très modérées, et ne les augmenter que progressivement en recherchant avec soin les signes de distension de l'estomac (clapotage, abaissement de la grande courbure). Il ne faut pas s'exposer à compromettre par une alimentation mal réglée les bénéfices acquis au point de vue du volume de l'estomac pendant la cure de repos absolu. Si des phénomènes de distension tendent à se produire, ou à se reproduire, on pourra tenter de restreindre le volume du liquide ingéré, soit en concentrant le lait, ou l'additionnant de poudre de lait que le commerce prépare actuellement très bien, soit en y ajoutant pour le rendre plus nutritif des substances grasses (crème, jaunes d'œuf), ou amylacées (riz bien cuit, tapioca), si elles sont bien tolérées, des substances albuminoïdes (œufs), s'il importe de calmer des phénomènes douloureux.

Mais, et je tiens à bien insister sur ce point, il est tout à fait inexact que le grand volume des *ingesta* soit toujours une cause de distension gastrique. Celle-ci dépend surtout de la durée du séjour des aliments dans l'estomac. Dans certains cas, trois litres de lait rapidement digérés auront un effet moins fâcheux sur la distension qu'un litre d'aliments plus difficilement digestibles. Je proteste toutefois contre les rations quotidiennes de cinq et six litres de lait auxquelles arrivent facilement certains malades hyperchlorhydriques longtemps inanitiés, dès que leur estomac devient tolérant.

Sur les détails de l'application du régime lacté, je reviendrai à la fin de cette étude.

Régime albuminoïde (Lenhartz). — C'est Lenhartz qui, au Congrès allemand de médecine interne de 1901, fut le promoteur de la cure de l'ulcère par l'alimentation azotée. Peu après, son assistant Wagner[1] exposait les origines, la technique et les résultats de la méthode.

Voici, en un tableau, le programme de l'alimentation d'un malade dont l'ulcère vient de se manifester par une hémorragie.

---

1. *Münch. med. Woch.*, 5 janvier 1904.

JOURS après la dernière hématémèse	ŒUFS	SUCRE avec l'œuf	LAIT	BŒUF cru haché	RIZ au lait	ZWIE-BACK	JAMBON cru	BEURRE	CALO-RIES
1 . .	2	»	200	»	»	»	»	»	280
2 . .	3	»	300	»	»	»	»	»	420
3 . .	4	20	400	»	»	»	»	»	637
4 . .	5	20	500	»	»	»	»	»	777
5 . .	6	30	6·0	»	»	»	»	»	955
6 . .	7	30	700	35	»	»	»	»	1.135
7 . .	8	40	800	70	100	»	»	»	1.588
8 . .	8	40	900	70	100	20	»	»	1.724
9 . .	8	50	1.000	70	200	40	»	»	2.138
10 . .	8	50	1.000	70	200	40	50	20	2.478
11 . .	8	50	1.000	70	300	60	50	40	2 941
12 . .	8	50	1.000	70	300	60	50	40	2.941
13 . .	8	50	1.000	70	300	80	50	40	3.007
14 . .	8	50	1.000	70	400	100	50	40	3.073

(ŒUFS: battus 2–7; 4 battus et 4 cuits 8; LAIT: glacé à la cuillère)

Comme on le voit, l'alimentation commence dès le premier jour avec 200 grammes de lait glacé et deux œufs crus battus ou émulsionnés avec du vin (!).

Chaque jour on augmente la ration de 100 grammes de lait et d'un œuf, sans dépasser un litre de lait et huit œufs. Dès le troisième jour on ajoute du sucre. Au sixième jour, on introduit dans le régime de la viande crue hachée, au septième du riz au lait, au huitième des zwiebacks, au dixième du jambon cru et du beurre. Au delà des deux premières semaines, la diète devient moins sévère, tout en restant fortement albumineuse; la viande peut être mangée cuite; on y additionne des bouillies diverses, mais on s'abstient des légumes indigestes. La somme d'énergie fournie quotidiennement à l'organisme est ainsi considérable; dès le cinquième jour elle approche de 1.000 calories, dépasse 2.000 le neuvième, et atteint presque au onzième le chiffre élevé de 3.000 calories qu'elle dépasse au treizième.

Le repos physique et psychique doit être aussi absolu que dans la cure d'abstinence. Le malade est maintenu au lit avec une vessie de glace sur l'estomac; pendant les dix premiers jours, il prend trois fois par jour une prise de un à deux grammes de bismuth; à partir du sixième au dixième jour, on lutte contre l'anémie par le fer (pilules de Blaud) et l'arsenic (pilules asiatiques). On peut se demander pourquoi Lenhartz choisit une préparation arsenicale qui renferme du poivre.

Les vomissements et les douleurs disparaîtraient en général au plus tard le troisième jour, et jamais l'usage des opiacés ne serait nécessaire. Le rétablissement serait beaucoup plus rapide qu'avec la cure d'abstinence, et les résultats éloignés ne seraient pas moins bons.

Certains des malades dont Wagner rapporte l'observation avaient été soumis sans succès à la cure d'abstinence avant d'être traités avec bons résultats par Lenhartz.

Sur soixante malades, huit eurent au cours du traitement de nouvelles hématémèses, dont une mortelle ; mais, d'après l'auteur, la proportion de ces récidives serait moindre qu'avec les méthodes antérieures. Sur les cent derniers ulcéreux traités à l'hôpital Eppendorf à Hambourg avant que Lenhartz eût inauguré son nouveau traitement, vingt avaient eu des hématémèses au cours de la cure de repos.

Les bons effets du traitement de l'ulcère par l'alimentation albuminoïde ont été confirmés par plusieurs auteurs, Habermann[1], Frankel[2], Schmidt[3], Wirsing et Minkowski[4], Vermehren[5], etc.

Wirsing est même allé plus loin que Lenhartz dans la voie de l'alimentation précoce et abondante des ulcéreux.

Régime gras (Senator). — Senator[6] a préconisé un traitement diététique dont les agents sont la gélatine et les corps gras. La gélatine, à ses propriétés nutritives, joint celle d'être un antihémorragique, et avait été déjà conseillée contre les hémorragies de l'ulcère gastrique par Poljakoff[7], et les propriétés dépressives de la graisse sur la sécrétion gastrique sont aujourd'hui bien établies.

Au cours même de l'hémorragie, on fait prendre au malade, à des intervalles variant d'un quart d'heure à deux heures, selon la gravité des cas, une cuillerée à soupe du mélange suivant préalablement tiédi :

Gélatine.	15 gr.
Eau.	150 gr.
Oléosaccharure de citron.	50 gr.

De plus, dès l'hémorragie terminée, le malade reçoit par jour 30 grammes de beurre sous forme de pilules glacées, et un 'quart de litre de crème, sucrée ou non. C'est 900 à 1.000 calories qui sont introduites ainsi dans l'organisme, tandis que Lenhartz se contente de 300 ; mais le régime est beaucoup moins albumineux, moins capable par conséquent de neutraliser l'acide chlorhydrique du suc gastrique, et, par compensation, moins excitant de la sécrétion. Par la suite, on y ajoute du lait, des œufs, de la viande, du lait d'amandes et on supprime la gélatine qui provoque très vite du dégoût, quitte à en reprendre l'usage en cas d'hémorragies.

Bickel[8] a proposé à son tour, comme le moins excitant de la sécrétion gastrique, un régime composé de blancs d'œufs, de sucre et de beurre.

1. *Medical Record*, juin, 1906.
2. *Soc. de méd. interne de Berlin*, juin 1906.
3. *Deutsche mediz. Woch.*, t. 47.
4. *Medizinische Klinik*, 1905.
5. *Hospitals tidende*, 1906.
6. *Deutsche mediz. Woch.*, 18 janvier 1906.
7. *Saint-Petersb. med. Woch.*, sept. 1898.
8. *Soc. de méd. int. de Berlin*, octobre 1906.

§ 5. — **Critique de la cure d'alimentation précoce.** — Il est de toute évidence que les malades sont moins affaiblis par une cure d'alimentation que par une cure de repos de l'estomac, et que leur convalescence est moins longue ; mais — au moins dans la majorité des cas — il serait peu raisonnable de sacrifier à la crainte d'un affaiblissement momentané les chances de guérison de l'ulcère.

Examinons donc les conditions de la cicatrisation dans la cure d'alimentation.

Malgré l'importance des objections opposées à la cure de repos, il me semble incontestable que les conditions de cicatrisation sont encore meilleures que chez un malade alimenté.

L'alimentation provoque la sécrétion du suc gastrique. Sans doute, elle en neutralise en partie, en l'absorbant pour sa propre digestion, les propriétés irritantes, mais cette neutralisation n'est pas complète. Chez tout ulcéreux alimenté, il y a tendance à la réapparition des douleurs vers la fin de la période digestive, quand les aliments quittent l'estomac, et quand le suc gastrique sécrété en excès ne trouve plus à se saturer ; ce n'est qu'à la condition de répartir l'alimentation en un très grand nombre de petits repas que l'on évite cette réapparition. L'estomac de l'ulcéreux alimenté a l'horreur du vide, et on doit, pour éviter les inconvénients de la sécrétion qu'on a provoquée, entretenir l'organe dans un état d'activité continuelle. Or, même en faisant abstraction de l'action fâcheuse du suc gastrique sur les parois stomacales, cette activité se traduit par la congestion physiologique de la muqueuse, son élévation de température, des mouvements péristaltiques, tous phénomènes peu favorables à la cicatrisation.

Tous les auteurs sont d'accord sur l'importance, au point de vue de la cicatrisation de l'ulcère, de la rétraction de l'estomac, qui diminue la surface ulcérée. Or, cette rétraction est un des résultats les plus remarquables de la cure de repos absolu. Tournier cite un cas où, en neuf jours, la limite inférieure de l'estomac avait remonté de six travers de doigt. Quant aux mouvements péristaltiques, qui troublent incontestablement le travail de la cicatrisation, on peut discuter la question de savoir s'ils persistent au cours de la cure de repos absolu ; il n'est pas douteux qu'ils sont infiniment plus accentués chez un malade alimenté.

Pour ces diverses raisons, et dans l'impossibilité de tirer parti, dans la discussion, de l'étude comparée des résultats des deux méthodes, les partisans de l'une et de l'autre apportant pour la défense de celle qu'ils ont adoptée des statistiques très comparables, je crois que la cure de choix est la cure de repos absolu, dans les limites où elle est possible.

Mais il résulte aussi de cet exposé que la cure de repos absolu n'est pas indispensable au traitement de l'ulcère, et que l'on peut obtenir des résultats excellents d'une cure alimentaire bien comprise.

Aussi ne conseillerai-je pas, par principe, de mettre tous les ulcéreux à la cure de repos stomacal absolu.

Si les sujets sont très affaiblis, très anémiés, très amaigris par des hémorragies, par l'inanition, il faudra redouter de les affaiblir davantage encore ; si les premiers jours de repos stomacal absolu semblent mal tolérés, si l'alimentation rectale est irréalisable, si elle ne restitue pas à l'organisme au moins l'eau qui lui est nécessaire, il ne faudra pas s'obstiner.

Par contre, si l'on a affaire à un estomac tout à fait intolérant, qui rejette tous les aliments, la cure d'alimentation sera illusoire ; elle aura tous les inconvénients de la cure de repos absolu sans en avoir aucun des avantages. Il ne faut pas hésiter à imposer cette dernière quelques jours, jusqu'à ce que l'estomac soit un peu calmé.

Il faut aussi, je crois, éviter tout excès dans l'un et l'autre sens.

A l'époque où la cure de repos absolu n'avait pas été l'objet des vives critiques qui lui ont été adressées depuis, c'était à qui, parmi ses partisans, prolongerait le jeûne gastrique le plus longtemps. Il semblait qu'on poursuivait un record. De par la loi pendulaire des évolutions de la médecine, la réaction devait dépasser le point d'équilibre. Actuellement, parmi les adeptes de la cure alimentaire de l'ulcère, c'est à qui fournira aux malades, dès le premier jour, le plus grand nombre de calories. C'est un excès. Il ne faut risquer de faire mourir les malades ni de faim ni d'indigestion, et je ne vois aucune utilité à profiter de ce qu'un ulcéreux vient d'avoir une hématémèse pour le soumettre à un régime d'engraissement.

Mêmes réflexions au point de vue de la nature des aliments. *A priori*, l'alimentation grasse et hydrocarbonée est supérieure, puisqu'elle excite moins l'estomac ; dans la pratique, l'alimentation azotée calme mieux les douleurs, est mieux supportée, plus agréable. La logique est de tenir compte des indications, de limiter la quantité des matières albuminoïdes à la dose strictement nécessaire pour réaliser le bien-être du malade, et de tendre au régime le moins excitant. Quelques malades pourront tolérer un régime gras comme celui de Senator. D'autres ne seront calmés que par les albuminoïdes, et il faudra momentanément leur concéder le régime très azoté de Lenhartz. Malgré ma répugnance à prescrire de la viande pendant le traitement de l'ulcère aigu, il m'est arrivé de faire de la viande crue la base de l'alimentation, parce que c'était la seule substance tolérée sans douleurs et sans vomissements.

Mais s'il était nécessaire de déterminer un régime qui fût applicable indistinctement à tous les cas, c'est encore au régime lacté de Cruveilhier, sous les réserves que j'ai exprimées plus haut, que je me rallierais. Il a, en effet, l'avantage du régime albumineux, en en présentant au minimum les inconvénients.

Le rôle du médecin n'est pas d'ailleurs d'appliquer une formule invariable, c'est d'adapter les moyens thérapeutiques aux indications cliniques, et quand un Congrès de médecine met à son ordre du jour une question de thérapeutique, le rôle du rapporteur n'est pas de lui apporter une page de formulaire, mais de lui donner des raisons de se décider, dans chaque cas particulier, entre les divers moyens de traitement. C'est ce que je me suis efforcé de réaliser, et c'est pourquoi je me refuse à faire un classement par ordre de valeur des méthodes des différents auteurs. Cette distribution de prix n'aurait de scientifique que l'apparence.

III. — TRAITEMENT MÉDICAMENTEUX.

J'ai pu arriver bien avant dans cet exposé, sans avoir prononcé le nom d'un médicament quelconque.

C'est qu'en effet les divers agents de la pharmacopée ne jouent dans le traitement de l'ulcère qu'un rôle épisodique. Toutefois, certains médicaments ont été employés d'une manière systématique, et je dois en dire quelques mots.

§ 1. — **Alcalins.** — Les alcalins, et plus particulièrement le bicarbonate de soude, sont parmi les plus importants. M. Debove[1] résume ainsi la théorie de leur action :

« Si l'on entretenait la réaction alcaline de l'estomac pendant que les aliments séjournent dans cet organe, ils ne seraient pas digérés, le suc gastrique n'aurait aucune action sur eux, mais n'exercerait pas non plus son action sur l'ulcère, s'il existe un ulcère. Les aliments passeraient indigérés dans l'intestin avec leur réaction alcaline, c'est-à-dire dans les conditions les plus favorables à la digestion intestinale. »

Pour obtenir ce résultat, Debove n'hésita pas à prescrire aux ulcéreux une dose quotidienne de 30 à 40 grammes de bicarbonate de soude pur, ou d'un mélange de bicarbonate de soude et de craie préparée. Les résultats cliniques lui parurent encourageants. Les douleurs sont notamment rapidement et complètement calmées. On peut toutefois faire au bicarbonate de soude un certain nombre d'objections. L'une est que l'estomac peut être distendu par la grande quantité de gaz qu'il est capable de dégager. L'autre, plus importante, est que le bicarbonate de soude excite la sécrétion gastrique, non seulement à petites doses comme l'ont signalé dès longtemps Blondlot, Claude Bernard, mais même aux plus fortes doses utilisées en thérapeutique, comme je l'ai démontré avec M. G.-H. Lemoine dans plusieurs communications[2].

Si Pawlow[3] a cru à une action dépressive, cela tient à ce que les conditions de ses expériences étaient très différentes des conditions de

1. *Bull. de la Soc. méd. des Hôp.*, 1884, p. 178.
2. Voir notamment *Arch. gén. de Méd.*, juin 1893.
3. *Le travail des glandes digestives.* Paris, 1901, p. 238.

l'emploi thérapeutique du médicament ; car, même en opérant, comme le physiologiste russe, sur un animal à petit estomac isolé, nous avons pu mettre en évidence, chez le chien, la même action excitante de la sécrétion que nous avions observée chez l'homme[1].

L'action irritante du suc gastrique sur l'ulcère est donc supprimée par l'usage continu des alcalins, mais la muqueuse est maintenue en état de sécrétion forcée et ininterrompue. On voit qu'il en est du bicarbonate de soude comme de l'alimentation très albumineuse. Pour lui, comme pour celle-ci, je conclurai qu'il est préférable de n'y avoir pas recours. Dans la cure de repos absolu de l'estomac, il est tout à fait contre-indiqué, puisqu'il interrompt précisément ce repos, et la cure alimentaire doit être assez bien réglée au point de vue de la composition et de la périodicité des repas pour qu'il soit inutile. Toutefois ses inconvénients ne sont pas tellement graves qu'on ne puisse lui demander de calmer les douleurs causées par l'hyperchlorhydrie, quand l'organisation méthodique de l'alimentation n'y peut suffire. Il devra être employé dans ce cas par doses fractionnées après chaque petit repas, et pour le mieux quelques minutes avant l'apparition présumée de la douleur. On prescrira soit le bicarbonate de soude pur, qui est incontestablement de tous les alcalins celui qui exerce l'action analgésique la plus marquée, soit un mélange de bicarbonate de soude et de craie, ou de bicarbonate de soude et de magnésie hydratée, selon que l'état du malade indique une action constipante ou laxative. J'ai renoncé tout à fait à l'usage de la magnésie calcinée qui est caustique.

Dans tous les cas, dans le traitement de l'ulcère à sa période aiguë, je considère le bicarbonate de soude comme un médicament de nécessité dont l'usage devra être suspendu dès qu'il sera possible.

§ 2. — Sous-nitrate de bismuth. — Les propriétés cicatrisantes du sous-nitrate de bismuth ont été dès longtemps utilisées dans le traitement de l'ulcère gastrique. Déjà Trousseau l'employait à petites doses. En 1874, Bonnemaison en conseilla l'usage à la dose massive de 70 à 80 grammes par jour. Vingt ans après, Fleiner[2], sous l'inspiration de Küssmaul, en vantait à nouveau les bons résultats. Depuis cette époque, Hayem[3], Mathieu, en France, ont contribué par leurs publications à répandre le traitement au bismuth de l'ulcère de l'estomac.

Fleiner, après lavage de l'estomac, y introduit par la sonde 15 à 20 grammes de sous-nitrate de bismuth en suspension dans 200 gr. d'eau. Le malade prend une position telle que l'ulcère se trouve dans une situation déclive, et que la poudre de bismuth se dépose à son niveau. Après cinq minutes, on retire par la sonde l'eau claire. Si la position de l'ulcère est mal déterminée, le malade se couche

---

1. *Comptes rendus de la Soc. de Biol.*, séance du 7 avril 1906.
2. *Münch. med Woch.*, 1893.
3. Congrès de Lisbonne, 1906.

successivement dix minutes sur le côté droit, sur le dos, sur le côté gauche et sur le ventre.

On espère que, au contact des anfractuosités de l'ulcère, le bismuth est retenu et forme un enduit capable de protéger la plaie du contact du suc gastrique, et de hâter sa cicatrisation. Matthes[1] aurait constaté cette fixation sur un ulcère artificiel chez le chien. Mais, d'après les examens radioscopiques de Leven et Barret[2], on ne pourrait y compter. La masse de bismuth non seulement ne s'accumule pas sur l'ulcère, mais ne se répartit même pas sur une partie importante de la surface de l'estomac; elle se tasse, en une zone très étroite, au point le plus déclive. MM. Leven et Barret ont confirmé par une vivisection sur le chien les résultats de leurs études radioscopiques. M. Béclère[3] pense que MM. Leven et Barret ont trop généralisé les conclusions de leurs constatations. Si, chez un certain nombre de malades atteints d'ulcère, le bismuth se fixe en effet exclusivement à la partie déclive, il en est chez qui, après l'introduction du médicament, on constate d'une manière constante, à l'examen radioscopique, une tache noire en un point déterminé, qui semble bien le siège de l'ulcération.

Quoi qu'il en soit, il est un fait clinique incontestable, c'est l'action calmante exercée sur les douleurs de l'ulcère par le bismuth à hautes doses, et cette action calmante suffit à justifier son emploi. Hayem attire aussi l'attention sur son action antiseptique. Il n'est pas indispensable que le bismuth soit introduit dans l'estomac par tubage, comme le conseillait Fleiner : l'usage de la sonde doit être réduit dans le cas d'ulcération gastrique au strict nécessaire. Hayem, Mathieu se contentent de le faire ingérer en suspension dans l'eau. Ce dernier l'administre deux fois par jour, au réveil, et le soir le plus longtemps possible après le dernier repas à la dose de 10 grammes, en recommandant au malade de se coucher successivement sur le côté droit, sur le dos, sur le côté gauche et sur le ventre, et de rester dix minutes dans chaque position.

Contrairement à ce que l'on pourrait craindre, ces hautes doses de bismuth ne provoquent pas de constipation; elles amènent même quelquefois un peu de diarrhée. Si, exceptionnellement, de la constipation se produisait, on en triompherait facilement avec des lavements huileux.

Il n'y a non plus à redouter aucune action toxique. Mathieu a pu prescrire vingt jours de suite des doses quotidiennes de 20 grammes sans le moindre accident, et Hayem a pu poursuivre un traitement pendant dix-huit mois.

L'hyperchlorhydrie n'est en rien modifiée par le sous-nitrate de bis-

---

1. *Centralblatt für innere Medizin*, 1894, cité par MATHIEU : *Traité des maladies de l'estomac.*
2. *Comptes rendus de la Soc. de Biol.*, 1905.
3. Communication orale.

muth, d'après Hayem, qui considère exclusivement ce médicament
comme celui de la douleur gastrique.

C'est, en effet, la douleur qui constitue l'indication essentielle de son
emploi. Il sera exceptionnellement nécessaire dans la cure de repos
absolu ; mais toutefois il peut y être utilisé, si les souffrances persistent
sans modification, après deux ou trois jours de suppression de l'alimentation buccale. Il trouvera plus d'indication au moment de la reprise de
l'alimentation, et surtout dans les cures de Lenhartz ou de Senator. J'ai
dit que le premier utilise systématiquement le bismuth, à doses plus
modérées que Fleiner il est vrai, dans le traitement de ses ulcéreux
par l'alimentation à prédominance albuminoïde. C'est surtout chez les
ulcéreux chroniques, qui ne veulent ou ne peuvent pas se soumettre à
un traitement aussi sévère que celui que l'on impose aux ulcères avec
hémorragies, que le pansement au bismuth rendra les plus grands services. Mais il ne faut pas que la sédation remarquable des douleurs pro-
curée par ce médicament fasse croire trop facilement à la cicatrisation
de l'ulcère.

Celle-ci sera, je crois, beaucoup plus sûrement obtenue par une cure
de repos bien conduite.

§ 3. — **Nitrate d'argent.** — Trousseau a pensé un instant pouvoir
faciliter la cicatrisation de l'ulcère gastrique, en portant à son contact
une solution de nitrate d'argent, comme on peut, par une application du
crayon au nitrate d'argent, faciliter la cicatrisation de certaines plaies
externes. Il est inutile d'insister sur la grande différence qu'il y a entre
les deux procédés thérapeutiques, bien qu'ils aient recours au même
agent. Une solution forcément très diluée ne saurait agir comme la substance chimique pure.

En augmentant les doses prescrites par Trousseau, et en employant
des solutions au lieu de pilules, Boas n'a pu transformer en un traitement de valeur une médication illusoire.

Un peu plus actifs pourraient être les lavages de l'estomac avec une
solution au millième de nitrate d'argent, tels que les a conseillés Rosenheim, mais leur bénéfice est trop problématique pour que l'on expose
un ulcéreux aux inconvénients de l'usage de la sonde.

§ 4. — **Perchlorure de fer.** — Le perchlorure de fer a été employé
fréquemment contre les hémorragies de l'ulcère. Bourget[1] a fait de ce
médicament l'agent d'un traitement systématique de l'ulcère avec ou
sans hémorragie, dont il prétend observer des résultats exceptionnellement favorables.

Après avoir vidé l'estomac par un lavage, Bourget y introduit
100 centimètres cubes d'une solution de perchlorure de fer à 1 p. 1000

---

1. *Therapeutische Monatschefte*, 1900.

il évacue ensuite le liquide par expression et recommence cette opération jusqu'à ce que celui-ci ressorte clair. Ce résultat est obtenu généralement après 4 à 5 lavages. Le contact du liquide avec l'ulcération provoque une légère brûlure qui se dissipe vite, et fait place à un sentiment de grand bien être.

Le lavage est recommencé tous les jours, mais on n'hésite pas à le répéter deux fois par jour si l'hémorragie se reproduit.

Le malade reçoit trois fois dans la journée un repas constitué par du riz au lait très cuit, ou encore de la semoule ou du tapioca au lait. A partir du cinquième jour on peut y ajouter des œufs, des pâtes, des biscottes, de la purée de pommes de terre. A partir du quinzième jour on autorise le poisson, les viandes blanches, les fruits cuits, les légumes. Dans l'intervalle des repas on corrige l'acidité par de petites gorgées de la solution suivante :

Bicarbonate de soude pur . . . . , ...	10 gr.
Sulfate de soude desséché.	2 gr.
Phosphate de soude	2 gr.
Eau	1.000 cc.

Le premier effet de la médication est l'apaisement des douleurs, apaisement si complet que les malades réclament d'eux-mêmes leur lavage dès que les souffrances réapparaissent. La durée totale du traitement excèderait rarement trois semaines.

Je n'ai pas l'expérience personnelle de ce traitement, et il n'est pas à ma connaissance qu'il ait été jusqu'ici employé par d'autres que son auteur. Je ne puis donc qu'enregistrer les bons résultats annoncés par M. Bourget, en souhaitant qu'ils puissent être contrôlés.

Deux points peuvent être *a priori* critiqués : le tubage, et l'emploi comme topique du perchlorure de fer.

J'ai, à plusieurs reprises, dans cet exposé, critiqué l'emploi de la sonde chez les malades atteints d'ulcère, parce que les inconvénients de cet emploi chez de tels sujets ne me semblaient pas compensés par une action thérapeutique vraiment utile. Je n'adresserai pas cette critique à M. Bourget : les résultats exceptionnels qu'il annonce justifient en effet la légère imprudence qu'il commet en tubant ses malades.

Je suis persuadé, et j'ai développé ailleurs la raison de ma conviction[1], qu'on a beaucoup exagéré les dangers du tubage chez les malades atteints d'ulcération de l'estomac, et cette persuasion est partagée par la plupart des médecins qui ont une grande habitude de cette pratique. Ewald[2] va jusqu'à considérer le lavage à l'eau glacée comme un traitement d'urgence de l'hématémèse.

Quant à l'emploi du perchlorure de fer comme topique, l'expérience

---

1. Le lavage de l'estomac dans les gastrorragies. *Bull. de l'Acad. de méd.,* mars 1901.

2. *Soc. de méd. int. de Berlin,* janvier 1901,

que nous en avons acquise dans le traitement des plaies saignantes en
général n'est guère encourageante, et n'était pas de nature à nous faire
prévoir les succès annoncés par M. Bourget.

§ 5. — **Huile d'olives**. — J'ai discuté plus haut l'usage des corps gras
comme aliments. Conheim a conseillé l'huile d'olive à haute dose
comme médicament, dans l'espoir de restreindre l'hyperchlorhydrie et
l'hypersécrétion, de faire un pansement de l'ulcère, et d'atténuer les
phénomènes spasmodiques, notamment la sténose pylorique. Les résultats n'ont pas répondu aux espérances. Il ressort des recherches
récentes de Blum[1] que l'huile est généralement très mal supportée par
les malades et que les résultats thérapeutiques sont nuls.

§ 6. — **Eau de Karlsbad**. — Les Allemands utilisent souvent dans la
cure de l'ulcère gastrique l'eau de Karlsbad. En France, M. Hayem[2] a
particulièrement étudié cette médication sous le nom de médication
dialytique, en substituant toutefois à l'eau de Karlsbad naturelle une
solution saline de composition analogue dont voici la formule :

```
Eau distillée . . . , . . . . . . . . . . . . . . . , . . . .  1.000
Bicarbonate de soude . . . . . . , . . . . . . . . .          2,50
Sulfate de soude. . . . . . . . . . . . . . . . . . . .          3
Chlorure de sodium . . . . . . . . . . . . . . . . . .          1
```

Le mode d'emploi de cette solution est inspiré de celui qui est en
usage à la station de Karlsbad.

Le matin à jeun, on fait prendre au malade en trois fois, par quantités égales et à intervalles égaux (toutes les vingt minutes), une certaine
dose de la solution chauffée au bain-marie jusqu'à une température de
40 degrés environ. La dose du premier jour est de 250 centimètres cubes,
cette dose sera augmentée chaque jour de 50 centimètres cubes jusqu'à
ce qu'on arrive au demi-litre, dose qu'on ne dépasse pas. Vingt minutes
après la dernière prise, le malade peut faire son premier repas. Cette
cure doit être faite pendant un temps limité comme à la station même ;
elle doit durer en moyenne vingt-cinq jours ; elle peut être plus longue
ou plus courte selon les cas ; elle ne doit pas dépasser trente jours.

Le traitement reste sans effet si l'estomac se vide mal. Il rencontre
quelques contre-indications : la tuberculose avancée, les affections du
cœur mal compensées. Chez les malades affaiblis, ou qui ne supportent
pas l'eau de Karlsbad, M. Hayem la remplace par l'eau de Vichy sulfatée
(un verre d'eau des Célestins tiédie au bain-marie et additionnée de 4 à
6 grammes de sulfate de soude, une heure avant le premier repas du
matin). D'après M. Hayem, ces cures ne modifient en rien l'hyper-

---

1. *Berlin. klin. Wochenschr.*, mai 1905.
2. *Journ. des prat.*, mai 1903 et septembre 1904.

chlorhydrie, mais elles diminuent l'hypersécrétion, et hâtent l'évacuation
de l'estomac. Ce dernier résultat est dû vraisemblablement à ce que les
sécrétions duodénales plus abondantes ou plus alcalines saturent plus
rapidement le chyme gastrique qui franchit le pylore. Comme l'occlusion
pylorique est, d'après les recherches de Marbaix, un acte de défense
de l'intestin contre l'acidité gastrique, cette occlusion sera d'autant
moins longue que le chyme gastrique sera plus vite saturé.

Les Allemands emploient l'eau de Karlsbad dès le début du traitement
de l'ulcère. Dans la période où l'on cherche à réaliser le repos le plus
complet possible de l'estomac, j'estime qu'il vaut mieux n'y pas recourir,
à moins d'impossibilité d'obtenir par les lavements seuls l'exonération
intestinale. Après quelques semaines, quand tous les phénomènes aigus
sont dissipés, quand le malade a repris des forces, quand il reçoit une
alimentation suffisante, on peut en retirer quelques bénéfices.

IV. — TRAITEMENT CHIRURGICAL DE L'ULCÈRE GASTRIQUE

Comme je l'ai annoncé au début de ce rapport, je n'aborde ici la
question de l'intervention chirurgicale qu'en ce qui concerne l'ulcère
en activité, non compliqué de l'estomac. Ainsi limitée, la question com-
porte une réponse très précise : il n'y a lieu de discuter les indications
de l'intervention opératoire qu'après l'échec du traitement médical.

Je ne tenterai pas d'analyser, ni même de citer les nombreux travaux
qu'a suscités au cours de ces dernières années la chirurgie de l'ulcère
gastrique. Sans remonter au delà de 1905, je rappelle qu'elle a fait
l'objet de rapports à plusieurs congrès de chirurgie[1], de discussions
importantes au sein de plusieurs sociétés médicales ou chirurgicales[2] et
d'un grand nombre de travaux qu'il serait fastidieux d'énumérer. De
tous ces travaux ressort très nettement la conclusion que j'exprime ci-
dessus, et que je développerai brièvement.

Les premières tentatives de traitement chirurgical de l'ulcère de
l'estomac remontent à Rydygier[3]. Cet auteur conseille la cure radicale de
l'ulcère, c'est-à-dire l'excision. Inutile d'insister sur les avantages théo-

---

1. Ier Congrès de la Société internationale de chirurgie. Bruxelles, septembre
1905. Rapports par Monprofit, Mayo Robson, Rotgans, Mattoli, von Eiselsberg,.
discussion par Jonnesco, Hartmann. — XXXVe Congrès de la Société allemande
de chirurgie, Berlin, avril 1906. Rapport de Krönlein. Discussion par Kummel,
Kelling, Kocher, Treplin, Körte, Lorenz, Fiebig, Lauenstein, Graser, Clairmont,.
von Hacker, Vreden, Heidenhain, Kader, Rydygier.
2. Société de médecine interne de Berlin, novembre 1906. Katzenstein, Ewald,
Rosenheim, Bickel, Fuld, Krause, Litten, Elsner.
Société império-royale des médecins de Vienne, octobre 1906, Schnitzler,
Hochenegg, Schlesinger, von Eiselsberg.
Société médicale et chirurgicale de Londres, mai 1906, Moynihan, White, Eve,.
Hawkins.
3. *Berlin. klin. Woch.*, 1882.

riques de cette opération. En cas de succès, il semblait que l'on pouvait compter sur une guérison définitive. On supprimait non seulement tous les malaises, mais on écartait une éventualité qui assombrit le pronostic des ulcères, celle de la transformation en cancer.

Dans la réalité, la guérison n'est pas aussi définitive qu'il le paraît. Si l'ulcère est le plus souvent unique, dans un cinquième des cas environ il est multiple : on est donc exposé, après excision d'un premier ulcère, à constater l'existence d'un second, et on l'observe en effet. Mais surtout, ce qui a fait renoncer à l'excision de l'ulcère, c'est la complication habituelle de cette opération. Elle est souvent rendue tout à fait impossible par les adhérences de l'estomac avec les organes voisins; dans la plupart des cas la perte de substance est telle, qu'après sutures, l'estomac est déformé et considérablement gêné dans sa motricité. Parfois on est obligé de combiner la gastro-entérostomie à l'excision pour assurer la possibilité de l'évacuation.

L'opération n'est vraiment facile et relativement exempte de risques que dans le cas où l'ulcère a son siège au pylore, et où les adhérences de l'estomac avec les organes voisins sont nulles ou faciles à disséquer. Le plus souvent le danger de l'opération est plus grand que celui de la lésion. On ne serait autorisé à exposer le malade à ce danger que si l'on avait de fortes raisons de redouter la transformation cancéreuse de l'ulcère, dans un cas d'hérédité cancéreuse par exemple.

Dans les discussions chirurgicales récentes, l'excision de l'ulcère n'a trouvé que peu de défenseurs, et a été considérée par la plupart des orateurs comme une opération d'exception.

L'opération de choix dans le traitement de l'ulcère de l'estomac, d'après presque tous les chirurgiens, est la gastro-entérostomie.

Il ne s'agit plus, on le voit, d'une opération héroïque, mais d'une intervention modeste, n'ayant d'autre prétention que de placer la lésion dans des conditions de moindre irritation, en diminuant, sans les supprimer, les inconvénients du contact de la plaie avec les aliments et le suc gastrique.

Tâchons d'en évaluer exactement le bénéfice.

L'effet de la gastro-entérostomie n'est pas, comme on a pu le croire un moment, de transformer l'estomac en un simple entonnoir. La bouche anastomotique ne reste pas béante; elle se transforme peu à peu au point de vue fonctionnel, et même au point de vue anatomique, en un nouveau pylore (Cade, Hayem) qui maintient les aliments dans l'estomac presque pendant le temps d'une digestion normale.

Aussi, si le bénéfice est immense dans le cas de sténose pylorique, quand l'évacuation gastrique est devenue presque impossible, est-il beaucoup plus incertain dans les cas où un ulcère éloigné du pylore évolue sans troubler les fonctions de la valvule. Entre ces deux extrèmes se placent toute une série de cas intermédiaires, ceux dans lesquels l'ulcère, par sa position voisine du pylore, sans avoir causé de sténose vraie, provoque des spasmes capables de retarder considérablement l'évacuation.

Ce n'est d'ailleurs pas exclusivement en diminuant, par l'ouverture d'une nouvelle issue sur l'intestin, la durée du contact des aliments avec l'ulcère qu'agit la gastro-entérostomie : elle restreint en outre, dans des proportions parfois considérables, l'hypersécrétion et l'hyperacidité du suc gastrique, et atténue ainsi sa nocivité.

Enfin, tout récemment Katzenstein a proposé une nouvelle interprétation de l'action favorable de la gastro-entérostomie dans l'ulcère, interprétation qui a l'avantage de s'appliquer même aux cas où la lésion siège loin du pylore.

Le reflux de la bile et du suc pancréatique par la bouche anastomotique, que les chirurgiens redoutent en général comme une complication parfois sérieuse de la gastro-entérostomie, et s'efforcent d'éviter, serait constant et aurait une double et heureuse action. L'alcalinité des sécrétions duodénales saturerait en partie l'acidité excessive du suc gastrique, et leur présence dans l'estomac exercerait une action inhibitrice sur la sécrétion de cet organe. Cette action inhibitrice peut être mise en évidence chez un chien à petit estomac de Pawlow : si on injecte dans son grand estomac le contenu de l'intestin grêle, la sécrétion diminue dans le petit estomac.

Diverses raisons rendent donc légitime l'espoir d'agir favorablement sur la cicatrisation d'un ulcère par la gastro-entérostomie; de fait, Fiebig[1] a constaté que des ulcères de l'estomac expérimentaux guérissent bien plus facilement chez des animaux ayant subi la gastro-entérostomie que chez des sujets sains; et, en clinique, nous voyons guérir par cette opération des malades dont la lésion a résisté au traitement médical; mais nous sommes bien loin de trouver dans cette opération un procédé sûr de guérison. Fréquemment on voit reparaître, quelque temps après l'opération, les douleurs, les troubles digestifs et les hématémèses, preuve que l'ulcère n'est pas cicatrisé. Quénu[2] sur 32 cas d'ulcère hémorragique a constaté 9 fois le retour des hémorragies après un temps variable.

Il peut même se produire des ulcères nouveaux dans un estomac qui a subi la gastro-entérostomie. J'ai eu l'occasion de le constater chez un sujet mort d'une hématémèse foudroyante quelques mois après une opération. A l'autopsie on trouva la cicatrice d'un ancien ulcère, et, auprès, un ulcère évidemment de formation toute récente, auquel était due l'hémorragie.

Schnitzler[3] rapporte l'observation particulièrement frappante d'un malade opéré pour perforation d'ulcère, ayant subi dix-huit mois après une gastro-entérostomie pour sténose extrinsèque du pylore (adhérence

1. XXXVe Congrès de la Société allemande de Chirurgie. Berlin, avril 1906.
2. Soc. de Chir., 1904.
3. Soc. des méd. de Vienne, 19 octobre 1906

à la paroi abdominale), et qui fut opéré un an plus tard avec succès pour une perforation due à un nouvel ulcère.

Il est d'ailleurs un ulcère qui est la conséquence, et la conséquence souvent très grave, de la gastro-entérostomie, c'est l'ulcère peptique du jéjunum, résultat de l'action d'un suc gastrique hyperacide sur une muqueuse non destinée normalement à en subir le contact. Cette complication d'une opération considérée en général par tous les chirurgiens comme bénigne n'est pas absolument exceptionnelle, puisque, depuis le premier cas publié en 1899 par Braun (de Göttingen) jusqu'en 1906, Gosset[1] a pu en réunir 32 observations. L'action nuisible du suc gastrique sur le jéjunum ne se traduit d'ailleurs pas toujours par les phénomènes bruyants de l'ulcère perforant; elle peut provoquer des troubles digestifs graves, et notamment des diarrhées intenses et très tenaces, capables d'amener par épuisement la mort des malades, sur lesquelles Anschutz[2] (de Breslau) a attiré récemment l'attention.

Au résumé, action incertaine, pas toujours meilleure que celle qu'on est en droit d'espérer du simple traitement médical, qui ne dispense pas d'ailleurs du traitement médical ultérieur, si on veut éviter les accidents que je viens d'énumérer, acquise au prix d'une opération qui, malgré les progrès immenses de la chirurgie abdominale, ne laisse pas de présenter une certaine gravité. La conclusion ne saurait être douteuse, et médecins et chirurgiens sont sur ce point d'un accord à peu près unanime : Tout ulcère paraissant exempt de complications doit être soumis au traitement médical. Si celui-ci échoue, il faudra penser à la chirurgie; mais il serait peu scientifique de faire de cet échec une indication suffisante de l'intervention. Il faut chercher les raisons de l'échec, dépister la complication passée d'abord inaperçue qui l'a causé, et ne prendre une décision qu'à bon escient.

La discussion de cette décision sera mieux à sa place avec l'étude des complications de l'ulcère.

Il résulte de ce que je viens de dire qu'il ne faut pas établir un antagonisme entre le traitement médical et le traitement chirurgical de l'ulcère gastrique non compliqué. En réalité, ce dernier n'est qu'un adjuvant du premier. Le temps n'est plus où certains chirurgiens trop enthousiastes disaient, après une gastro-entérostomie, à leurs opérés de manger de tout et à leur appétit. Il ne faut pas oublier que la gastro-entérostomie ne supprime pas l'ulcère, et ne le soustrait même que dans une certaine mesure, variable selon le siège de la lésion, au contact du suc gastrique et des aliments. Il y a toujours la même importance à réaliser médicalement toutes les conditions qui favorisent la cicatrisation, et sur lesquelles j'ai plus haut longuement insisté. Moyennant ces précautions, on verra très souvent un ulcère, que le traite-

---

1. *Presse méd.*, 18 août 1906.
2. LXXVI⁰ Congrès des naturalistes et médecins allemands, 1904.

ment médical n'avait pu modifier, s'améliorer dès qu'on a changé par la gastro-entérostomie les conditions du transit stomacal des aliments.

Du moment que la gastro-entérostomie n'a pour résultat que de soustraire *partiellement* l'ulcère au contact du chyme gastrique, ne saurait-on imaginer une opération capable de réaliser cette soustraction d'une manière plus parfaite? Cette opération existe, c'est la jéjunostomie, imaginée par Surmay, et dont Maydl et von Eiselsberg ont contribué à répandre l'emploi. L'introduction directe des aliments dans le jéjunum par une fistule réalise *au maximum* le repos de l'estomac, en permettant une alimentation aussi abondante qu'il est nécessaire. L'opération est simple, peu dangereuse; la fistule, si l'on applique, comme l'ont fait von Eiselsberg, Lejars[1], le procédé imaginé pour la gastrostomie par Witzel, est parfaitement continente, peut fonctionner indéfiniment, et se fermer facilement dès qu'on cesse d'y introduire la sonde. Jusqu'à présent, la jéjunostomie a été surtout utilisée dans les cas de cancer de l'estomac. Dans les cas d'ulcère, elle n'a été le plus souvent employée qu'accidentellement, en cas d'échec de la gastro-entérostomie, ou comme opération d'attente, ou combinée à la gastro-entérostomie[2]. Peut-être mériterait-elle qu'on y eût plus souvent recours. Actuellement nous n'avons pas de son emploi une expérience suffisante pour apprécier sa valeur.

On remarquera que je n'ai pas fait intervenir dans cet exposé les statistiques qui sont trop souvent la base des discussions en matière d'interventions chirurgicales.

Ces jeux de chiffres me paraissent enfantins. Les statistiques groupent des unités peu comparables; elles correspondent à des séries particulièrement heureuses ou malheureuses, et, maniées habilement, elles peuvent être utilisées au profit des opinions les plus opposées. Bourget[3], hostile au traitement chirurgical, s'appuie sur une statistique de Donali accusant 21,4 p. 100 de morts et 14,3 p. 100 de récidives après la résection de l'ulcère; 14,56 p. 100 de morts et 5 p. 100 de récidives après la gastro-entérostomie. Un partisan de l'intervention pourrait lui opposer la statistique de Moynihan[4], qui, dans l'ulcère non compliqué, n'a eu à enregistrer que deux morts sur 209 opérations, et a pu en pratiquer 111 de suite sans un seul décès.

Je pourrais énumérer toute une série de statistiques dont les chiffres seraient intermédiaires entre ces extrêmes. J'en cite à titre de curiosité quelques-unes exclusivement prises parmi celles qui ont été rapportées au XXXVe Congrès de chirurgie allemand, et j'y joins, à cause de leur

---

1. *Soc. de Chir.*, séance du 20 juin 1906.
2. Loyal : *Beitr. z. klin Chir.*, 1906.
3. *Les maladies de l'estomac et leur traitement*. Paris, 1907.
4. *Soc. méd. et chir. de Londres*, 22 mai 1906.

caractère exceptionnel, celle de Mayo Robson, communiquée au Congrès
de Bruxelles, et celle déjà citée de Moynihan :

Körte	morts :	17 p. 100
Von Eiselsberg	—	11
Krönlein	—	8 à 10
Kümmel	—	7,5
Hochenegg	—	6,4
Kelling	—	5
Kocher	—	3,2
Mayo Robson	—	1
Moynihan	—	0,95

La différence seule de ces chiffres leur enlève toute valeur.

Il est trop évident que, en dehors de la perfection plus ou moins
grande de la technique, bien des conditions les modifient que nous ne
pouvons suffisamment analyser à la lecture des mémoires, conditions
dont la principale est un classement différent des cas, certains auteurs
faisant des statistiques globales, d'autres groupant leurs malades en
catégories, et éliminant de la statistique générale les cas graves. Il faut
tenir compte encore des hasards des séries. Dans une discussion récente
à la Société império-royale des médecins de Vienne, Schnitzler raconte
qu'après avoir pratiqué plus de cinquante gastro-entérostomies chez des
ulcéreux sans avoir enregistré de récidives d'hémorragie, il en a
observé cinq presque coup sur coup.

Je m'abstiendrai à plus forte raison de comparer les statistiques médicales et les statistiques chirurgicales, les premières valant moins encore
que les secondes. Vouloir trancher par une opération d'arithmétique la
question de la supériorité de tel ou tel traitement de l'ulcère n'a rien
de scientifique. Il n'y a pas à faire de comparaison globale entre les
méthodes; il y a à les comparer dans chaque cas particulier. D'ailleurs,
comme le fait très bien remarquer M. Tuffier[1], la gravité de l'acte
opératoire doit être parfois non pas substituée, mais surajoutée à celle
de l'ulcère.

Ces considérations ne s'appliquent, je le répète, qu'à l'ulcère floride
non compliqué. Je puis les résumer en cette conclusion simple :

Tandis que le cancer de l'estomac ne relève du traitement médical
qu'en cas d'impuissance de la chirurgie, l'ulcère ne doit être traité
chirurgicalement qu'en cas d'échec de la médecine.

V. — ORGANISATION DU TRAITEMENT MÉDICAL

Je pourrais ne pas pousser plus loin cette étude. J'ai dit les indications à remplir dans le traitement de l'ulcère de l'estomac. J'ai discuté
la valeur des armes que la diététique et la thérapeutique nous mettent

---

1. *Journ. des Prat.*, avril 1906.

entre les mains. C'est l'œuvre du clinicien, au lit de chaque malade, de choisir dans son arsenal les mieux appropriées à la lutte qu'il entreprend. Formuler un traitement de l'ulcère gastrique susceptible d'être appliqué dans tous les cas serait œuvre puérile.

Toutefois il peut être bon, en manière de conclusion, de faire une synthèse des différents chapitres de cette étude, en décrivant, sous les réserves que je viens d'énoncer, le traitement applicable aux cas les plus fréquents.

Supposons un ulcère qui vient de se révéler par une hémorragie de moyenne intensité. L'examen ne révèle aucune complication; il permet d'éliminer les ulcères spécifiques : syphilitiques ou tuberculeux, pour lesquels le traitement doit être dirigé dans un sens spécial.

Le malade sera immédiatement mis au repos physique absolu au lit. Les premiers jours, il ne sera même pas autorisé à se lever pour aller à la selle. Tous mouvements lui seront interdits. On maintiendra sur le creux épigastrique une vessie de glace. L'action sur l'hématémèse est douteuse, mais c'est un bon moyen d'immobiliser le malade. Après quelques jours, la glace sera remplacée par une simple compresse tiède, protégée contre l'évaporation et le refroidissement au moyen de toile imperméable. On a discuté pour savoir si ces compresses doivent être préférées chaudes ou froides. D'après Zvanowicz[1] la température serait indifférente. Toutes les compresses humides agissent en diminuant la sécrétion gastrique. J'ajoute que leur rôle principal me paraît être d'atténuer les spasmes.

Le malade sera très couvert dans son lit ; au besoin on luttera contre l'abaissement de la température au moyen de bouillottes chaudes : toute lutte de l'organisme contre le froid exagérerait la dénutrition, ce qui, au cours de la cure de repos stomacal, doit être avant tout évité.

Je n'hésite pas, en effet, si le sujet est suffisamment vigoureux, à commencer le traitement par quelques jours de suppression absolue de l'alimentation buccale. Le malade n'introduira dans son estomac ni aliments, ni boissons. L'usage classique des pilules de glace me paraît illogique, le froid étant essentiellement congestionnant de la muqueuse gastrique. Par suite de quelle étrange contradiction employer de l'eau très chaude dans les hémorragies utérines, et de la glace dans les hémorragies stomacales ?

Pour donner au sujet l'eau qui lui est nécessaire, le mieux sera de recourir le premier jour aux injections sous-cutanées de sérum physiologique, dont l'administration provoque moins de mouvements de l'estomac que celle des lavements. On s'adressera à ceux-ci dès le second ou troisième jour.

Dès ce moment, en général, l'estomac est vide, les vomissements ont cessé, et les douleurs sont calmées. Si l'évacuation de l'organe par le

1. *Gazetta Lekarska*, 1904.

pylore paraissait ne pouvoir se faire, je n'hésiterais pas à la réaliser par un lavage. Un lavage bien fait trouble moins le repos stomacal que les efforts de vomissements incessants que l'on observe chez certains ulcéreux, tant que leur estomac n'est pas entièrement vidé; il a l'avantage de soustraire la plaie au contact irritant d'aliments et de sang putréfiés, et de réaliser hâtivement le repos réel de l'organe. Ce n'est qu'exceptionnellement d'ailleurs que l'indication s'en posera au cours de l'ulcère non compliqué. Au cours de l'ulcère avec sténose pylorique, elle serait plus fréquente.

Les lavements alimentaires seront prescrits dès que le malade pourra les supporter.

Pour le nombre, le volume, la composition des lavements, impossible de donner une formule toujours applicable. Il faut tenir compte de la tolérance de l'intestin; le plus généralement, on donnera un lavement évacuant le matin, et trois lavements alimentaires, l'un immédiatement après la selle, les deux autres répartis dans la journée.

Ils seront d'abord de très faible volume, et ne renfermeront aucune substance irritante. On pourra formuler par exemple :

Eau.	300 gr.
OEuf	N° 1.
Dextrine	10 gr.
Phosphate de soude }	
Bicarbonate de soude }	àà 1 gr.
Laudanum de Sydenham.	IV gouttes.

Si ces premiers lavements sont bien tolérés, on les rendra progressivement plus nourrissants. On prescrira :

Bouillon non salé.	300 c. c.
Dextrine	15 à 50 gr.
OEufs.	2 à 3
Bicarbonate de soude	1 gr.

Les jours suivants, on pourra ajouter 20 à 30 grammes de glucose pur. Si l'on n'a pas à sa disposition de glucose pur, le glucose ordinaire du commerce étant très irritant, il vaudra mieux employer du miel. Enfin, dans les cas où la tolérance sera parfaite, et si les phénomènes de putréfaction ne sont pas accentués, on pourra prescrire encore une cuillerée de peptone; mais il faudra alors ajouter assez de bicarbonate de soude pour que le mélange soit neutre ou légèrement alcalin.

On pourra enfin tenter de donner quatre lavements par jour; mais il importe de n'accentuer que très progressivement l'alimentation par le rectum. J'ai dit page 160 quelle importance j'ajoute à l'action psychique des lavements alimentaires; celle ci n'exi-te réellement que si la tolérance est parfaite.

L'usage du laudanum est indispensable le premier jour, pour calmer

la sensation de la faim; mais il ne sera poursuivi que si l'intestin est
intolérant.

La température des lavements sera de 38 degrés. Les lavements
froids sont tout à fait contre-indiqués. Les lavements très chauds
(Tripier), additionnés de chlorure de calcium (Mathieu), ne seraient
utiles qu'en cas d'hémorragie persistante. Ils seront étudiés à ce point
de vue dans le second rapport.

Les lavements seront portés un peu haut dans l'intestin avec une
sonde souple et introduits très lentement.

Combien de temps devra-t-on poursuivre l'alimentation rectale exclusive?

Il est impossible de répondre à cette question. Quand les lavements
alimentaires sont mal tolérés, il faut ne pas s'obstiner. Il ne faut pas
s'obstiner non plus si la dénutrition est très rapide (Robin croit prudent d'interrompre la cure quand la perte de poids atteint 3 kilo-
grammes), s'il y a des tendances syncopales, des troubles nerveux
excessifs, un abaissement exagéré de la tension sanguine (Robin), si la
quantité quotidienne d'urine s'abaisse au-dessous de 400 grammes. La
diète stomacale absolue me semble le meilleur, mais non le seul traitement de l'ulcère gastrique. Mal supportée, elle perd toute supériorité
sur les diverses cures alimentaires.

En général, il n'y a aucun inconvénient à continuer la cure une semaine. Au delà, il faut user de précaution, et ne poursuivre le traitement
que si la diminution quotidienne de poids est médiocre, si le sujet a
des réserves de graisse suffisantes, si son état général se maintient bon,
si la quantité d'urée de l'urine va en diminuant ou reste stationnaire.

A supposer que la tolérance reste parfaite, quelle est la limite de
temps qu'il serait imprudent de dépasser ?

On ne saurait la fixer d'une manière absolue, pour la raison bien
simple que j'ai développée plus haut, que les lavements ont une valeur
alimentaire extrêmement variable, nulle chez les uns, assez apprécia-
ble chez les autres.

Avons-nous du moins un signe qui nous indique que l'effet attendu
du traitement est obtenu et que nous pouvons le suspendre ? Non, nous
n'avons que des signes qui nous montrent son insuffisance, aucun qui
nous prévienne que son effet est accompli.

Nul doute que le traitement ne doive être poursuivi jusqu'à ce que
disparaissent les signes d'acuité de l'ulcère, les vomissements, les hémorragies, les douleurs; mais, en général, ces symptômes cèdent dès
les premiers jours, et bien avant que la cicatrisation ait fait des progrès
importants.

La disparition des dernières traces de sang dans les selles, de ce
que Boas a appelé hémorragies occultes[1], et Falloise gastrorragies

1. *Deutsche med. Woch.*, 1901.

frustes[1], décelables par la réaction du gaïac, de l'aloïne ou de la benzidine, est un signe plus délicat : la persistance de ces hémorragies est une indication de poursuivre la diète stomacale, mais leur disparition n'est pas une preuve que tout le gain de la cure est acquis.

En réalité, la cure de diète stomacale est utile tant que l'ulcère n'est pas cicatrisé, c'est-à-dire longtemps, et seuls les inconvénients résultant de la dénutrition nous engagent à l'interrompre.

J'ai cité l'observation de la malade de Tournier, dont la sécrétion gastrique ne disparut qu'après trois semaines de cure. Evidemment une cessation de traitement avant cette disparition eût été prématurée. Malheureusement les inconvénients de l'usage de la sonde chez les ulcéreux ne nous permettent pas de nous guider dans les cas analogues sur la persistance de la sécrétion.

La plupart des auteurs ont fixé entre cinq et dix jours la durée de l'alimentation rectale exclusive. Sous la réserve que cette durée n'est en réalité déterminable que dans chaque cas particulier, on peut accepter cette formule.

L'alimentation devra être reprise très progressivement. Les malades, d'ailleurs, n'ont pas faim. On ne cessera les lavements alimentaires que quand la quantité d'aliments prise par la bouche sera suffisante à entretenir la vie. On commencera par donner par petites portions de l'eau pure, non alcaline, à la température de la chambre, ou une infusion légère de tilleul. On ajoutera à l'eau ou à l'infusion un peu de sucre, ou de lactose, si le sujet redoute la saveur trop sucrée. L'excitation sécrétoire produite par ces solutions sucrées est à peu près nulle ; elles ne séjournent pas dans l'estomac, et, dans les cas où la diète stomacale absolue est mal supportée, on peut y recourir dès les premiers jours du traitement.

Le lendemain viendra le lait, qui, chez le plus grand nombre des malades, est très bien toléré.

On ne dépassera pas trois cents grammes le premier jour, et on augmentera de 100 à 300 grammes par jour jusqu'à un litre et demi. La périodicité des repas sera réglée de manière à ce que n'apparaisse aucun malaise permettant de soupçonner une action irritante du suc gastrique vers la fin de la digestion. Si, par exemple, trois heures après chaque prise de lait, il se produit quelques indices d'hyperchlorhydrie, on réduira les doses et on prescrira des repas toutes les deux heures. Si l'on n'arrive pas à éviter les malaises, mais dans ce cas seulement, on pourra corriger l'hyperacidité par les alcalins comme il a été dit page 40.

Si le régime lacté est établi dès le début du traitement, il est souvent nécessaire de continuer l'alimentation la nuit pour prévenir les crises douloureuses de l'hypersécrétion. Quand le régime lacté succède à une cure de diète stomacale, il n'en est généralement pas de même, et, dans

---

1. *Presse méd.*, juin 1906.

ce cas, une période quotidienne de vacuité et de repos sécrétoire de l'organe ne peut qu'être très favorable à la cicatrisation définitive de l'ulcère.

On devra, pendant cette première période de réalimentation, interroger très soigneusement, non seulement la sécrétion de l'estomac dont les malaises subjectifs peuvent déceler les troubles, mais la motricité, dont la percussion et la recherche du bruit de clapotage indiquent l'insuffisance. Si l'estomac paraît se laisser distendre, et si l'évacuation en est anormalement prolongée, ce qu'il faut redouter après une période d'inanition qui a affaibli le muscle gastrique, on évitera d'augmenter trop vite la quantité de lait, et on préférera en accentuer le pouvoir nutritif, soit en le concentrant par la chaleur, soit en y ajoutant de la poudre de lait (Debove), de la graisse (crème), du sucre (lactose), des amylacés (riz, tapioca), des albuminoïdes, parmi lesquels le meilleur, pour les raisons que j'ai indiquées plus haut, est la caséine.

Les œufs apportent à la fois de l'albumine et une graisse bien émulsionnée.

La viande crue, qui joue un rôle assez important dans le régime de Lenhartz, me semble particulièrement à éviter, bien qu'elle calme parfois mieux que le lait lui-même les malaises de l'hyperchlorhydrie. J'en dirai autant de la poudre de viande. Je n'hésite cependant pas à y recourir, en cas d'intolérance du lait.

En principe, on cherchera plutôt à restreindre la sécrétion chlorhydrique par l'usage d'une alimentation riche en hydrocarbonés et en graisses, qu'à l'exciter par une nourriture azotée. J'ai dit ailleurs dans quels cas l'alimentation azotée offre des avantages. Je n'y reviendrai pas.

C'est dans cette période de la cure que pourra se trouver l'indication du bicarbonate de soude et du sous nitrate de bismuth à hautes doses. Je rappelle que cette indication est la persistance des douleurs, malgré tous les soins apportés au régime alimentaire.

Cette même persistance devra faire poser la question de l'intervention opératoire.

Accessoirement, certains symptômes devront être combattus. La constipation peut être une cause d'hyperchlorhydrie [1]. Elle est l'indication la plus nette de la cure à l'eau de Karlsbad artificielle, mais il est préférable de la combattre, si possible, par de simples lavements aqueux, ou des lavements d'huile, dont l'action semble s'exercer sur l'hyperchlorhydrie d'une manière très favorable [2]. Soupault prescrit une cuillerée à soupe d'huile d'olive tous les matins.

Contre l'anémie, on a conseillé le fer à l'état de perchlorure ; contre la dépression, l'arsenic. Je pense que l'usage du premier, toujours irritant pour l'estomac, peut être toujours évité.

<hr>

1. Von Noorden : *Zeitsch. f. klin. Medizin*, 1904.
2. Ebstein : *Deutsche med. Woch.*, nov. 904.

Les préparations arsenicales pouvant facilement être administrées par voie sous-cutanée (injections de cacodylate de soude), sont plus recommandables.

Pour lutter contre la sécheresse de la bouche et éviter la complication grave de la parotidite, des lavages fréquents de la cavité buccale à l'eau boriquée seront utiles.

Telle est la marche du traitement dans un cas type d'ulcère en activité, sans complications. On peut être tenté d'en adoucir la sévérité dans les cas légers; je crois qu'on aurait tort de se laisser trop aller à cette tendance. Tout ulcère persistant peut être la cause d'accidents graves, et on ne saurait faire de trop grands efforts pour assurer sa cicatrisation. Se contenter, par un traitement insuffisant, de réaliser la latence de l'ulcère, au lieu de sa guérison, c'est s'exposer pour l'avenir à toute une série de complications dangereuses.

VI. — RÉSULTATS ET DURÉE DU TRAITEMENT

Quel que soit le traitement employé, il est rare, s'il est conduit avec logique et sévérité, que les symptômes ne se dissipent pas.

En parcourant la littérature de l'ulcère de l'estomac, on ne peut ne pas être frappé de ce fait que tous les auteurs sont enchantés du traitement qu'ils ont adopté. Qu'en conclure, sinon que l'ulcère a une tendance naturelle à la cicatrisation, et qu'il suffit de le mettre dans des conditions qui ne troublent pas trop cette tendance naturelle pour obtenir de bons résultats?

Donc le malade est rétabli; les troubles digestifs qu'il présentait antérieurement aux manifestations caractéristiques de l'ulcère ont disparu; le poids antérieur est reconquis; on peut légitimement, semble-t-il, parler de guérison.

Que vaut cette guérison et en quoi consiste-t-elle? Est-elle définitive, et quel est l'avenir des malades qui ont présenté les symptômes de l'ulcère gastrique?

La réponse n'est pas très facile, car bien des malades sont perdus de vue, après leur rétablissement. Toutefois, les quelques études qui ont été faites sur ce point sont de nature à diminuer notre fierté relativement aux résultats de notre thérapeutique. Beaucoup des sujets considérés comme guéris ne le sont en réalité que momentanément, et on le comprend sans peine. La notion des ulcères latents, qui ne se manifestent par aucun symptôme jusqu'à l'hémorragie ou la perforation terminale, nous force à reconnaître que nous sommes exposés à prendre pour une guérison le retour de l'ulcère à l'état de latence. En réalité, le prétendu guéri porte sa plaie ouverte. D'ailleurs, l'ulcère n'est pas une maladie accidentelle; elle se produit chez des sujets prédisposés sous des influences qui survivent à la guérison de l'ulcère; aussi les récidives sont-elles fréquentes, même après cicatrisation complète. Enfin, quand on constate, sur la table d'autopsie, certains ulcères taillés comme à coups de bêche dans les parois gastriques, ayant déterminé des pertes de substance considérables, ayant provoqué la soudure de l'estomac aux organes voisins, on conçoit sans peine que la cicatrisation de telles plaies ne se fera pas sans que l'estomac soit mis par les cicatrices dans un état de fort mauvais fonctionnement.

J'ai dit plus haut ce que je pensais des statistiques comme moyen d'apprécier les résultats d'une thérapeutique. J'en cite cependant une qui « illustre » assez bien ces réflexions. Elle est de Hewes[1] et porte sur un petit nombre de cas ; si je l'ai choisie, c'est que l'auteur en a extrait les cas compliqués de sténose pylorique, comme je les ai moi-même laissés en dehors de mon étude.

Nombre de cas traités	51	
Guéris	48	(94 p. 100)
Retour des symptômes après peu de temps	2	(4 p. 100)
Mort (hémorragie)	1	(2 p. 100)

On ne saurait rêver beaucoup mieux ; mais examinons, après deux ans écoulés, les cinquante survivants. Qu'allons-nous trouver ?

Bien portants	31	(63 p. 100)
Retour des symptômes	18	(37 p. 100)
Mort	1	»

Et il faut noter qu'après deux ans les résultats ne sont pas encore définitifs. Il est probable que la proportion de deux tiers de guérisons définitives est appelée à s'abaisser encore par la suite.

Si ces rechutes éloignées n'existaient pas après le traitement chirurgical, nous pourrions y trouver un argument pour revenir sur l'appréciation sévère que nous avons portée sur lui ; mais j'ai déjà dit qu'il n'en est rien.

La conclusion que l'on peut tirer de ces faits, c'est que la guérison de l'ulcère de l'estomac est toujours une guérison incertaine. Il importe donc essentiellement de pousser au maximum la sévérité, la durée du traitement.

Deux petits tableaux empruntés à la même statistique sont très démonstratifs à cet égard : l'auteur divise ses malades en deux groupes. Seize furent soumis à un traitement prolongé suivi d'une diète stricte de quatre mois ; trente-trois ne subirent qu'un traitement de un à deux mois. Voici les résultats :

Traitement complet.

Nombre des malades	16	
Guéris après deux ans	13	(81 p. 100)
Récidives	3	(19 p. 100)
Mort	0	

1. *Journal of the amer. med. Assoc.*, sept. 1906.

Traitement de un à deux mois.

Nombre de malades   33
Guéris après deux ans.   18   (55 p. 100)
Récidives (dont 1 mort).   15   (45 p. 100)

C'est donc pendant des mois, pendant des années parfois, après la disparition des symptômes, que l'ulcéreux guéri devra être suivi de près et soumis à un régime alimentaire strict. Cette disparition des symptômes n'est d'ailleurs pas toujours absolue. Aux signes de l'état aigu succèdent les signes de l'état chronique, ou bien, l'ulcère étant tout à fait cicatrisé, le malade reste tourmenté par les séquelles de l'ulcère, sténose pylorique ou mésogastrique, brides cicatricielles, etc. Dans les cas malheureux, quelque complication, hémorragie foudroyante, perforation, périgastrite, etc., rend inexécutable, sans modifications profondes, le programme de traitement que je me suis appliqué à tracer. On voit combien de questions il me resterait encore à aborder pour épuiser le sujet que le Congrès français de médecine a inscrit à son programme. Mais, comme je le disais au début de mon rapport, j'ai de parti pris écarté de cet exposé tout ce qui a trait à l'ulcère chronique, aux complications et séquelles de l'ulcère, et laisse à notre distingué collègue M. Castaigne le soin d'étudier cette importante partie de la question.

Paris. — L. MARETHEUX, imprimeur, 1, rue Cassette. — 17750.